なぜ〈泊村〉が〈がん死全道第１位〉なのか？

# 泊原発とがん

斉藤武一



寿 郎 社 ブ ッ ク レ ッ ト 1

# 目次

本書は二〇〇八～二〇〇九年に私が書いた二つの〈市民論文〉（「泊原発とがんの相関関係について」「乳がんについて」）を大幅に改稿したものです。
本書をきっかけとして今後の泊原発とがんについての調査および議論の高まりを期待しております。

（二〇一六年九月、斉藤武一）

第Ⅰ部

# 泊原発周辺で〈がんの過剰死〉が起きている

# 1 〈泊原発とがん〉を調べるきっかけ

## 二冊の本を読んで

二〇〇八年、泊《とまり》原発のある泊村《とまりむら》の隣町（岩内町《いわないちょう》）に住む私のもとに二冊の本が届きました。

一冊は『放射線の衝撃――低線量放射線の人間への影響（被爆者医療の手引き）』というものでした。この本はアメリカの医学博士ドネル・W・ボードマンがまとめたもので、私に届いた日本語版は肥田舜太郎さんが翻訳して一九九一年に出版したものでした。肥田舜太郎さんは、一九四五年八月六日、広島に原子爆弾が投下されたとき、軍医として市内に勤務していて被ばくした医師です。

もう一冊は『死にいたる虚構――国家による低線量放射線の隠蔽』という本で、アメリカのジェイ・M・グールドとベンジャミン・A・ゴルドマンという二人の統計学者が著したものです。これも翻訳は肥田さんと医師の斎藤紀さんです。一九九四年に出版されています。

これら二冊の本は、「アヒンサー」シリーズ（非売品）として、〈PKO法「雑則」を広める会〉の佐藤弓子さんと小田美智子さんという関東在住の七〇代の二人の女性の手によって、二〇〇八年に再版されました。二人はそれまでにも「アヒンサー」シリーズとして原発の本を数多く出版していました。「アヒンサー」とは、サンスクリット語で、生命あるものを〝傷つけない〟という意味だそうです。

私は小田さんから送られてきたこれら二冊の本を読んで衝撃を受けました。放射線被ばくには体の外から放射線を浴びる「外部被ばく」と、体内に入った放射性物質による「内部被ばく」がありますが、そのときまで「内部被ばく」（低線量放射線による被ばく）の本当の怖さが私にはわかっていなかったからです。

## ペトカウの内部被ばく理論

内部被ばくが危険なことがわかったのは一九七〇年代。カナダの医学博士アブラム・ペトカウによってでした。

カナダの原子力発電の研究でヒトの細胞膜モデルに放射線を当てる実験をくり返していたペトカウは、「大気中で細胞膜モデルを破壊するには、毎分二六〇ミリシーベルトという高い放射線で、全量三万五〇〇〇ミリシーベルトが必要」という結果を得ました。ところがその後、毎分〇・〇一ミリシーベルトという低い放射線を出す、放射性ナトリウム22が入った水槽の中に細胞膜モデルを入れてみると、わずか全量七ミリシーベルトで破壊できてしまったのです。全量で比べると水中の方が五〇〇〇分の一ととても少ないことになります。このことからペトカウは、「水槽の中で起きていることは、人の体の中で起きていることと同じだ」と考え、一九七二年、内部被ばくの理論を発表します。それは「ペトカウ効果」と呼ばれました。

## 〈ペトカウ効果〉とは

〈ペトカウ効果〉を簡単に説明しましょう。

放射性物質が体内に入ると、からだの中の水（$H_2O$）に放射線が当たり水素（H）と酸素（O）を結びつけている電子が飛ばされてしまいます。すると水（$H_2O$）は、HとOHに分かれます。OHは活性酸素（フリーラジカル）と呼ばれる化学的にとても不安定な物質です。このOHが問題なのです。ひとことでいえば、人間にとっては毒のようなものです。

活性酸素は、人の細胞膜の〈リン脂質〉を〈過酸化脂質〉という物質に変えてしまうからです。過酸化脂質に変えられた人の細胞膜は壊れてしまいます。細胞膜が壊れるということは細胞が死んでしまうということ

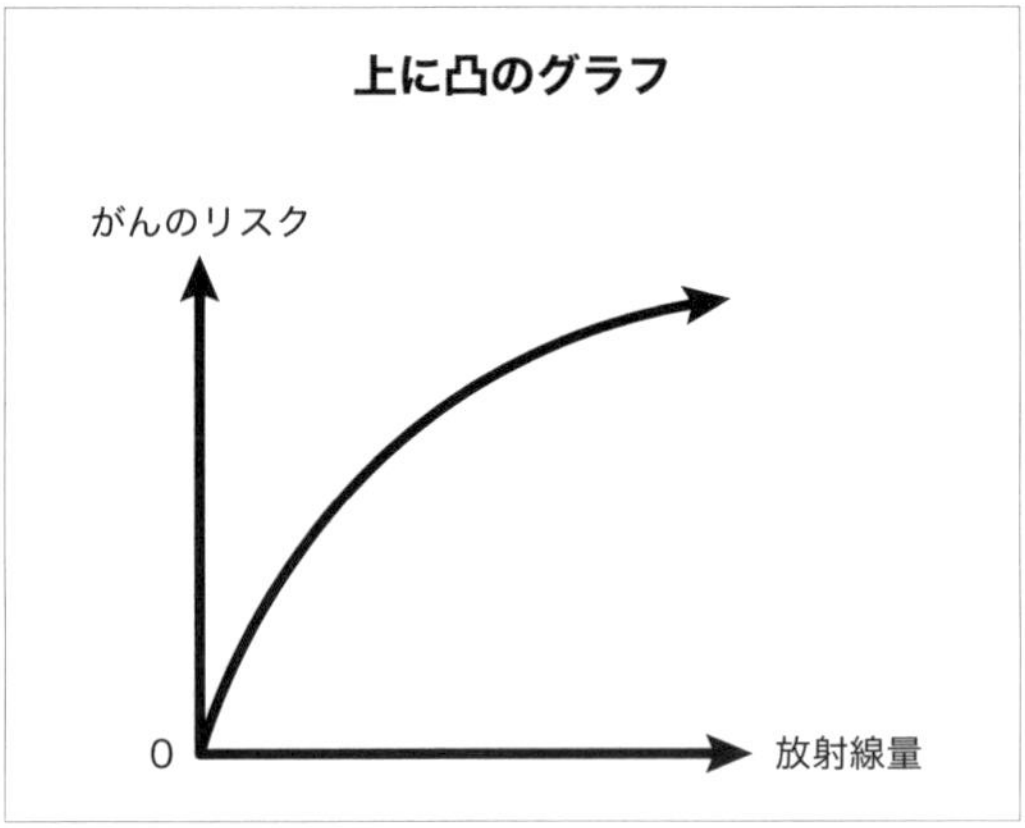


です。

そのことに気づいたペトカウは実験を続けました。そして内部被ばくの場合、０に近いようなとても少ない放射線量でも「がん」になるリスクが上昇することを発見したのです。〈上に凸《とつ》〉というグラフがそれを表わしています。内部被ばくの場合は、外部被ばくと違って体内に放射性物質があるため、たとえ微量でも長期間にわたってじわじわ被ばくしてがんになるリスクが高まるのです。

しかし、原子力発電を推進したい人たちにとってこの〈ペトカウ効果〉は邪魔でした。〈内部被ばく〉（低線量放射線被ばく）のことは隠しておかねばなりません。なぜなら、原発を運転すると常に放射性物質ができてしまい、低線量の放射性物質は環境に放出されるからです。放射線被ばくの影響を基準値のある〈外部被ばく〉だけに留めておけば、「原発からは基準値以下の線量しか出ていないから安全だ」とごまかすことができるのです。彼らは〈ペトカウ効果〉で明らかになった内部被ばくの影響を無視することにしました。

その後、ペトカウはカナダの原子力発電の研究所を追われ、〈ペトカウ効果〉は封印されてしまいます。しかしペトカウは田舎で医師を続けながら、自ら打ち立てた理論を撤回することはありませんでした。そして後に、アメリカやヨーロッパの科学者によって〈ペトカウ効果〉が検証され、その正しさが証明されますが、日本では黙殺された状態が長く続き、今でも医師ですら〈ペトカウ効果〉を知らないことがあります。

## 〈入市被ばく〉と原爆症認定集団訴訟

〈内部被ばく〉が日本で初めて公的に認められたのは二〇〇八年になってのことです。それは大阪での原爆症認定集団訴訟によってでした。

アメリカは、一九四五年の八月六日に広島へ、八月九日に長崎へ、原子爆弾を落としました。その直後、家族などを探すためたくさんの人が爆心地である広島市や長崎市内に入りました。街にはまだ多くの放射性物質がありました。その残留放射性物質で被ばくすることを「入市《にゅうし》被ばく」、被ばくした人たちを「入市被ばく者」と言います。

入市被ばく者は国に救済を求め、各地で裁判を起こしました。そうしたなかで大阪高等裁判所は、冒頭に挙げた二冊の本――『放射線の衝撃』と『死にいたる虚構』――を〈内部被ばく〉の証拠として取り上げました。そして二〇〇八年五月、入市被ばく者たちは〈内部被ばく〉の影響を受けた可能性があるとした大阪高裁は、国に入市被ばく者たちの救済を命じる原告勝訴の判決を言い渡しました。国は上告せずに大阪高裁の判決を受け入れ、入市被ばく者たちの病気を「原爆病」と認定しました。国が〈内部被ばく〉の影響を初めて認めたのです。

## 原発から一六〇キロ圏――統計学者グールドの手法

原爆症認定集団訴訟で大阪高裁も証拠に認定した『死にいたる虚構』という本を通じて私は、アメリカの統計学者ジェイ・M・グールドが書いた『内部の敵』という本があることを知りました。

その本を読みたいと思ったのですが、本そのものはもう手に入らないとのことでしたので、「アヒンサー」を発行している小田美智子さんのご厚意でそのコピーを入手して読みました。内容は次のようなものでし

原子炉から半径160kmの「原発圏内」

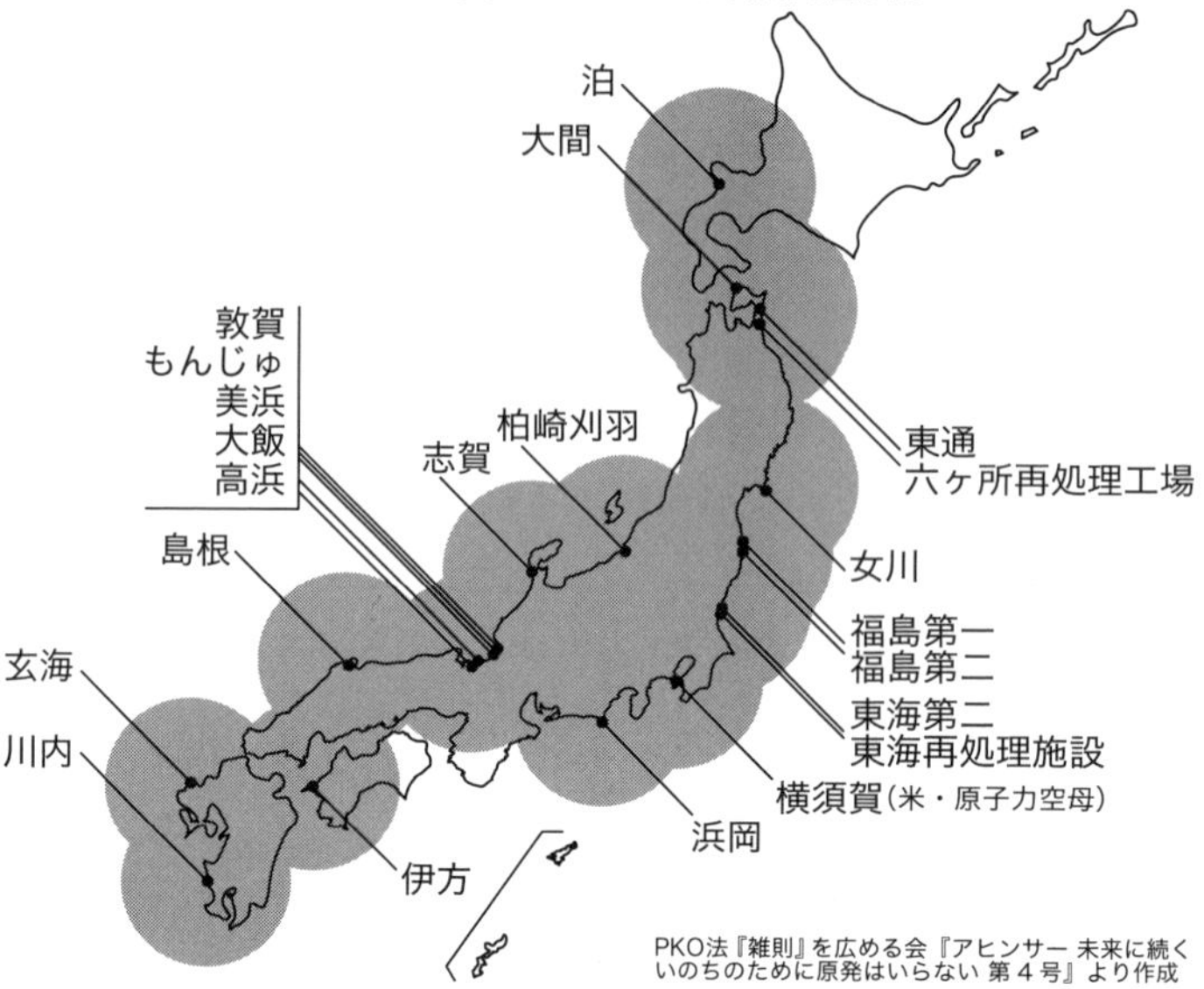


PKO法『雑則』を広める会『アヒンサー 未来に続くいのちのために原発はいらない 第４号』より作成

た。

グールドは、アメリカで一九五〇年から四〇年間の乳がん死亡数が二倍になったという政府の発表に疑問をもちます。アメリカ政府は何かを隠していると感じたグールドは、原発と乳がん死の関係について徹底的に調査したのです。その結果、原発から半径一〇〇マイル（約一六〇キロ）以内の「原発圏内」では乳がん死が増え、半径一〇〇マイル以遠の「原発圏外」では乳がん死が横ばいか減少していることを突き止めました。

アメリカの統計学者が割り出した原発と乳がんの相関関係のポイントが、原発の立地点から一六〇キロ圏内か圏外かにあることを知った小田美智子さんたちは、日本各地の原発から半径一六〇キロにコンパスをあてて日本地図に円を描き「アヒンサー」に載せました。そうすると日本列島がほぼすっぽり〈原発圏内〉に入ることがわかりました。

私はその地図を見ていて、北海道の北部と東部、それに和歌山県の南部、四国の東部、そして沖縄県は、どの原発からも一六〇キロ以遠の〈原発圏外〉にあることに気づきました。

北海道には、中央部西端の泊村に北海道電力の「泊原発」があります。泊原発から道都・札幌までは直線距離で四〇〜八〇キロ。札幌は一六〇キロ以内の〈原発圏内〉です。

しかし、たとえば稚内や北見、帯広や釧路などの道北と道東の都市は、泊原発から一六〇キロ以上離れている〈原発圏外〉です。私は日本で〈原発圏内〉と〈原発圏外〉をはっきりと区分できる地方自治体は北海道しかないと思いました。それで、グールドと同じように、北海道の各市町村ごとに乳がん死について調べてみようと思ったのです。統計学を学んだこともない私にできるのか不安でしたが、私は数字が大好きなのでグールドの真似をしてとにかく調べてみようと思い、もとになる資料探しから始めました。

「原発圏外」にある道東・道北

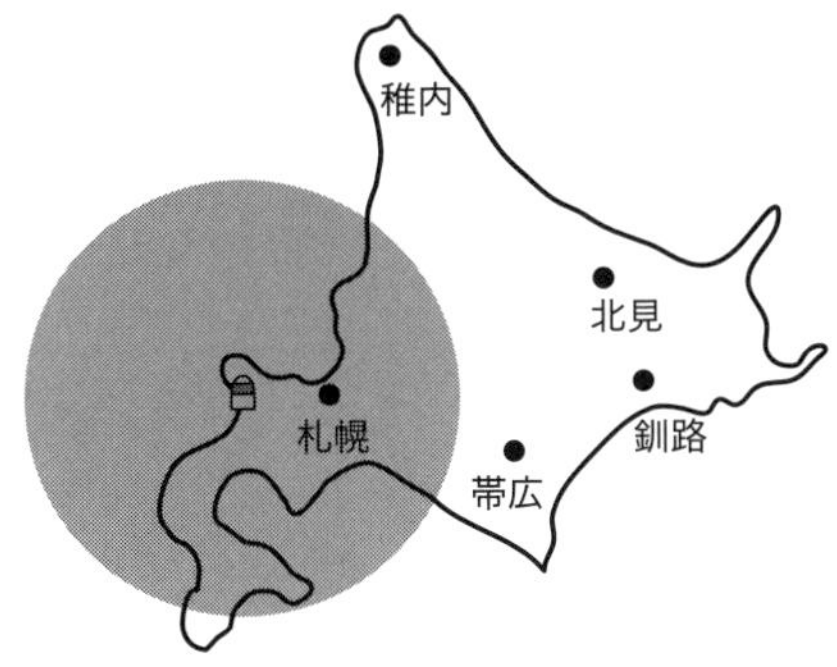


## 『北海道における主要死因の概要』を入手

まず私は、自分の住む町の保健所に出かけました。岩内保健所です。そして窓口でわざと大きな声で「泊原発と乳がんのことを調べたいのですが、乳がんの統計の資料はありませんか」と尋ねました。職員の多くは「泊原発」という言葉に驚き、一斉に私を見ました。

担当者が何冊かの資料を持ってきました。私はそれらをパラパ

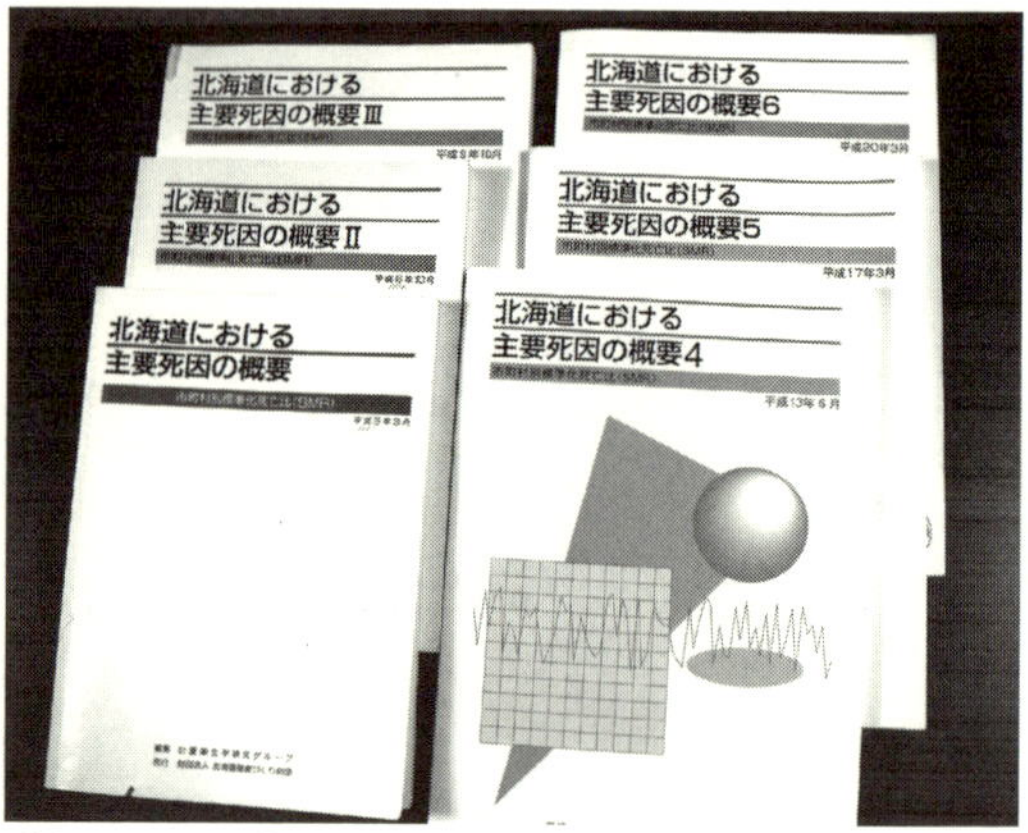


著者が入手した『北海道における主要死因の概要』全６冊

ラとめくり、「この資料は使えませんね」と偉そうに判断していきました。「資料としてあるのは、これぐらいですが」と言って担当者は困惑しましたが、私は「まだ、そこのロッカーにありませんか」と言って私はロッカーを指さしました。じつは数年前にも泊原発と白血病の関係を調べるために岩内保健所に来ていて、その時の担当者がロッカーから資料を出してきたのを見ていたのです。

すると担当者はそのロッカーを開けて、「これはどうです？」とＡ４サイズの冊子を出してきたのです。冊子のタイトルは『北海道における主要死因の概要６』（一九九六－二〇〇五）というもの。これは使えると直感しました。

私は「コピーをとりたいので、一時間ほど貸してもらいたいのですが」とお願いしました。こうした資料は、外部への持ち出しは禁止になっている場合が多く、市民が資料の必要部分を入手するのが大変であることを私は体験から知っていました。すると上司と相談した担当者は「それ差し上げますからお持ちください」と言いました。私はとても驚き、何度もお礼を言ってその資料をもらって帰ってきました。

## バックナンバーも手に入れる

家に戻り、『北海道における主要死因の概要６』を読んでみると、北海道の一七九市町村のがんを含む主要死因が見事に羅列されていました。この冊子が〝使える資料〟であることを確認した私は、そのバックナンバーも見てみたいと思い、発行元の札幌市にある「北海道健康づくり財団」（理事長・北海道医師会長）に電話してみました。

「『概要1』から『概要5』までを手に入れたいのですが、どのようにしたらよいでしょうか」と尋ねてみたのです。すると「お送りしますよ。住所とお名前を教えてください」と電話に出た人は言ってくれました。そうして送られてきたのが写真にあるバックナンバーです。現在『概要1～6』のバックナンバーは入手困難になっていますが、ネット上であれば財団のサイトでＰＤＦデータを見ることができます。

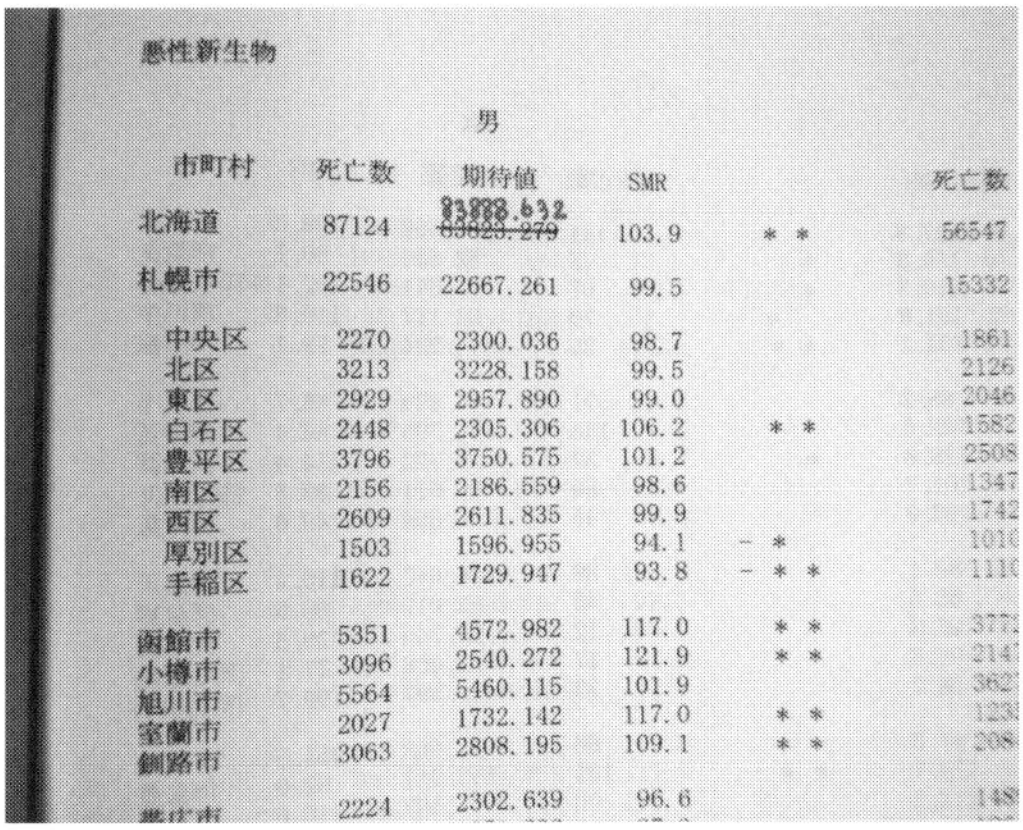
悪性新生物

| 市町村 | 死亡数 | 期待値 | SMR | | 死亡数 |
|---|---|---|---|---|---|
| | 男 | | | | |
| 北海道 | 87124 | ~~83823.279~~ 83888.632 | 103.9 | ＊＊ | 56547 |
| 札幌市 | 22546 | 22667.261 | 99.5 | | 15332 |
| 中央区 | 2270 | 2300.036 | 98.7 | | 1861 |
| 北区 | 3213 | 3228.158 | 99.5 | | 2126 |
| 東区 | 2929 | 2957.890 | 99.0 | | 2046 |
| 白石区 | 2448 | 2305.306 | 106.2 | ＊＊ | 1582 |
| 豊平区 | 3796 | 3750.575 | 101.2 | | 2508 |
| 南区 | 2156 | 2186.559 | 98.6 | | 1347 |
| 西区 | 2609 | 2611.835 | 99.9 | | 1742 |
| 厚別区 | 1503 | 1596.955 | 94.1 | －＊ | [illegible] |
| 手稲区 | 1622 | 1729.947 | 93.8 | －＊＊ | [illegible] |
| 函館市 | 5351 | 4572.982 | 117.0 | ＊＊ | [illegible] |
| 小樽市 | 3096 | 2540.272 | 121.9 | ＊＊ | [illegible] |
| 旭川市 | 5564 | 5460.115 | 101.9 | | [illegible] |
| 室蘭市 | 2027 | 1732.142 | 117.0 | ＊＊ | [illegible] |
| 釧路市 | 3063 | 2808.195 | 109.1 | ＊＊ | [illegible] |
| 帯広市 | 2224 | 2302.639 | 96.6 | | [illegible] |

『北海道における主要死因の概要』の悪性新生物のページ

## 2　資料を読み解きわかった衝撃の事実

### 北海道で一番〈がん死〉が多い町

この『北海道における主要死因の概要』を用いて私は北海道における乳がん死について調べ始めました。資料を読み込み、数字を整理するのに数カ月かかり、二〇〇八年から始めた作業は二〇〇九年正月にようやく終わりました。

結果は予想通り、原発の立地と乳がん死の相関関係は明らかでした（第Ⅱ部に記述）。統計学者グールドの理論に基づく乳がん死と原発との距離の関係を整理できた私は、ほっとした気持ちで正月を迎えていました。そんなときにふと「北海道で一番がんで死亡する人が多い市町村はどこなんだろう」と思い、軽い気持ちで資料の「標準化死亡比」（ＳＭＲ）の数値を追ってゆきました。そして、ある町の数値に目が釘付けになりました。

衝撃のあまり何度も数値を見ましたが、間違いありませんでした。「北海道で一番がんで死亡する人が多い市町村」は〈泊原発〉のある「泊村」だったのです。

## 〈標準化死亡比〉とは何か

ここで「標準化死亡比」（ＳＭＲ）という統計上の考え方について説明しておきましょう。

「死亡率」という言葉はよく耳にしますが、「標準化死亡比」——略して「死亡比」という言葉を聞いてすぐに意味がわかる人はあまりいないと思います。

「死亡率」とは「亡くなった人数」を「その町の人口で割った数値」のことです。その数値をもとに一〇万人あたりの死亡数を割り出したのが「死亡比」となります。しかし小さな町と大きな町では人口が違うので単純には「死亡比」の比較はできません。

「標準化死亡比」とは「死亡率や人口、年齢構成などを考慮して集団の死亡数を割り出し、それを基準として、基準の死亡数と実際の死亡数とを比較した数値」のことです。北海道全体の平均値がほぼ一〇〇になるように計算されています。つまり基準がはっきりしているので人口が違う町でも「死因」を比較することができるのです。たとえばがんの死亡比が「一二〇」の町と「九〇」の町では、一二〇の町のほうががん死の発生割合が高いと言えます。ただし、必ずしも「がん」で亡くなる人の数が後者より前者のほうが多いというわけではありません。

『北海道における主要死因の概要』という統計資料に載っている〈標準化死亡比〉の数値は、たとえば「一〇六・七」といったように小数第一位まで表記されています。平均などを出す場合はそのままの数値を使って計算していますが、これから記述する結果の〈死亡比〉の数値は小数第一位を四捨五入して表記します（たとえば「SMR一〇六・七」は四捨五入して「SMR一〇七」と表記）。

## 泊村が〈がんの死亡比〉第一位

『北海道における主要死因の概要6』（一九九六－二〇〇五）における死因の区分に「悪性新生物の死亡比」というのがあります。「悪性新生物」とは聞き慣れない言葉だと思います。これは医学的な言い方で、一般的な〈がん〉だけを意味するわけではなく骨にできる〈肉腫〉なども含んだ言い方です。医学的に言うと〈がん〉とは上皮細胞にできた悪性の腫瘍のことで、骨などにできた悪性の腫瘍である〈肉腫〉とは区別されています。ここで言う〈悪性新生物〉とは〈がん〉や〈肉腫〉をふくむ悪性腫瘍すべてのことを指しています。

さて、この〈悪性新生物の死亡比（SMR）〉の北海道全体の平均値は、

「男性SMR一〇四」

「女性SMR一〇三」

です。

泊村の〈悪性新生物の死亡比〉を見てみると、

「男性SMR一八八」（全道平均の一・八倍）

「女性SMR一五一」（全道平均の一・五倍）

でした。

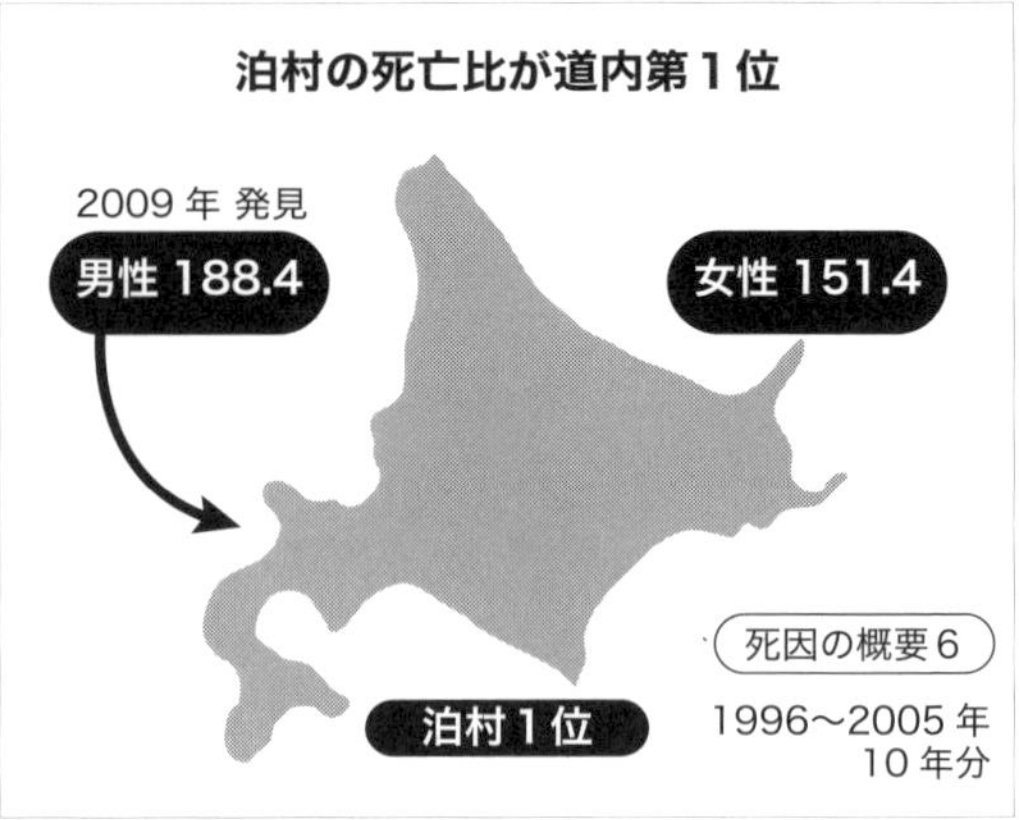


泊村は男女共に〈がん〉をふくむ〈悪性新生物〉による死亡比が、北海道でも飛び抜けて多いのです。

「まさか、こんなことがあるのか」

とその数値を見た私は思わず声を上げました。衝撃でした。

しかし私は、この結果をすぐに公表することはしませんでした。できなかったのです。私のように原発の地元で反対運動をしていると、「斉藤は危険人物だ。斉藤の言うことを信じてはいけない。斉藤は悪いことばかり言う」とよく陰口を叩かれます。何十年もそんなふうに言われてきたのですから、原発の立つ泊村のこの結果を公けにすることが、正直、私自身怖かったのです。

ですから私は、それから三年間、口をつぐみました。しかしその後、公表しなければいけないと思うきっかけとなる事故が起こりました。二〇一一年三月一一日の東日本大震災にともなう福島第一原発事故です。

福島第一原発事故では、原発が地震と津波で破壊され、炉心融溶（メルトダウン）が起こり、原発から放射性物質が大量に放出されました。そうなると、地元泊村における〈死亡比〉の問題を黙っていることはできなくなりました。私は「泊原発とがん」をテーマにした紙芝居を作り、全道各地でこのことを話し始めました。

## 〈悪性新生物の死亡比〉から

『北海道における主要死因の概要』はこれまで八冊が刊行されています。それらすべての〈悪性新生物の死亡比〉を見ていて気づいたことがあります。

たとえば「乳がん死」では「死亡数」が「0」という町村が数多くあります。それにともない「死亡比」も「0」ということになります。つまり「0」というデータが〈悪性新生物の死亡比〉を計算するさいに入ってくるということです。〈悪性新生物の死亡比〉にはほかにも数多くのデータが入り込んでいます。つまり〈悪性新生物の死亡比〉は、総合的な指標（ものさし）にはなりますが、この数値だけではどうしても各市町村ごとの死因の特徴がぼやけてしまう傾向があるということです。統計学的にも指標となる「ものさし」はひとつだけでは不十分なのです。

## 〈八がん〉という独自の指標

そこで私は〈悪性新生物〉という「ものさし」の他にもうひとつ「ものさし」を独自に作りました。

〈悪性新生物の死亡比〉に、七つの〈がん〉の死亡比、八個の死亡比を足して、「八」で割ってみるというものです。それを「八《はち》がん」と名付けてみました。

〈七つのがん〉とは「食道がん」「胃がん」「大腸がん」「肝臓がん」「胆嚢がん」「肺がん」「すい臓がん」のことです。これらは『北海道における主要死因の概要』における「死因のまとめ」に掲載されている死亡比の中の〈女性のがん〉である「乳がん」「子宮がん」を除いた〈がん〉です。

〈悪性新生物の死亡比〉には数多くの〈がんの死亡比〉が入っているので、「悪性新生物の総合的な指標」（ものさし）ということになりますが、その一方で、〈乳がんの死亡比〉を見てみると、小さい町などでは〈乳がん死〉が「0」という町が数多くあり、死亡比が「0」となります。つまり「0」という数値が〈悪性新生物の死亡比〉の中に入ってしまい、比率を下げることになります。その結果、悪性新生物の総合的指標はその町の特性をぼんやりしたものにする傾向があるのです。

たとえば道南の函館市の〈悪性新生物の死亡比〉の順位を見てみます。〈悪性新生物〉では「全道二七位」で、〈八がん〉では「全道二九位」です。順位が二七位・二九位とだいたい安定しています。

ところが道央の小樽市の場合、〈悪性新生物〉では「全道二八位」ですが、〈八がん〉では「全道一二位」となっています。順位が不安定です。

〈悪性新生物〉の順位だけで見ると、函館市と小樽市は同じような順位になりますが、〈八がん〉の順位は明らかに違います。このことによって小樽市は、〈悪性新生物〉のなかでも特に「七つのがんが多い」ということがわかります。〈八がん〉という二つ目の「ものさし」を使えば、どのような〈がん〉が多い町なのかが判断できるということになります。

ただしこの〈八がん〉という「ものさし」にも問題点はあります。

〈悪性新生物の死亡比〉を計算するさいには〈肺がん〉のデータが入っています。〈八がん〉でも〈肺がん〉のデータを加えていますので、データが二度使われていることになります。しかし〈悪性新生物〉のほうの〈肺がん〉のデータは数多くのデータのひとつにすぎません。それに比べて〈八がん〉で加えた〈肺がん〉のデータは独立したひとつのデータですから〈八がん〉として加えても統計学的には支障がない範囲に収まります。

使用したデータ（数値）の抽出方法についても説明しておきます。

私が使用したデータ（数値）は『北海道における主要死因の概要』（概要1～8の全八冊）から次のように抽出しました。

・『概要1』（一九八二－一九八九年）　八年間の平均
・『概要2』（一九八三－一九九二年）　一〇年間の平均
・『概要3』（一九八六－一九九五年）　一〇年間の平均
・『概要4』（一九九〇－一九九九年）　一〇年間の平均
・『概要5』（一九九三－二〇〇二年）　一〇年間の平均
・『概要6』（一九九六－二〇〇五年）　一〇年間の平均
・『概要7』（二〇〇〇－二〇〇九年）　一〇年間の平均
・『概要8』（二〇〇三－二〇一二年）　一〇年間の平均
（注・各『概要』の対象期間は重複あり）

**泊村と中川町の位置**

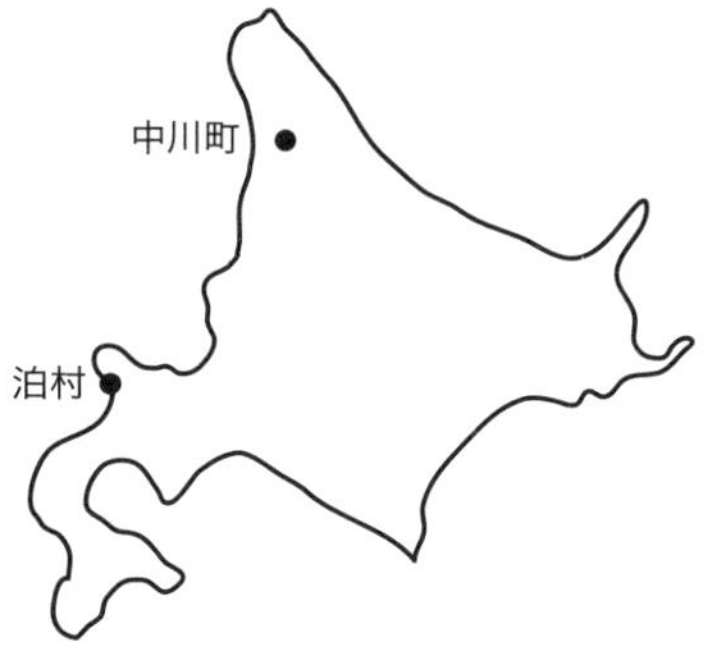


## 泊村が北海道第一位の意味

『概要8』（二〇〇三－二〇一二年）の〈八がんの死亡比（SMR）〉について見てみると、もっとも高い市町村は「泊村」のSMR一六一で、二番目に低い市町村が「中川町」のSMR六一（全道平均のSMR一〇八）となっています。

中川町は泊原発から北へ二〇〇キロ離れた道北の内陸にある町です。人口は一七〇〇人で泊村とほぼ同じ。ところが〈死亡比〉は泊村が中川町の二・六倍となっています。

そして〈悪性新生物〉によってこの一〇年間に死亡した人数を比

較してみると、泊村が一二〇人、中川町が五八人です。同じような人口ながら中川町の二倍の人が泊村では〈がん〉などで亡くなっていることになります。これは異常な事態ではないでしょうか。

次に泊村における各〈がん〉のＳＭＲの道内順位を見てみましょう。

・悪性新生物　第一位
・肺がん　　　第二位
・大腸がん　　第二位
・食道がん　　第三位
・子宮がん　　第三位
・肝臓がん　　第七位
・胃がん　　　第九位

このように七つが一〇位以内に入っています。しかし、

・すい臓がん　第一四位
・胆のうがん　第五五位

となっていて、〈すい臓がん〉と〈胆のうがん〉は順位が低く、また〈乳がん〉は「０」なのでＳＭＲも「０」となっています。

## 泊村と岩内町の比較

もうひとつ、泊村と他の市町村を比較してみましょう。泊原発の地元市町村のひとつである泊村の隣町、原発の対岸六キロに位置する我が岩内町です（『概要８』のＳＭＲによる「その町のＳＭＲ／全道平均のＳＭＲ」）。

・泊村　〈悪性新生物〉第一位（SMR一五三／一〇六）
　　　　〈八がん〉　第一位（SMR一六一／一〇八）
・岩内町〈悪性新生物〉第二位（SMR一三五／一〇六）
　　　　〈八がん〉　第二位（SMR一三六／一〇八）

泊村も岩内町も、二つの「ものさし」で見て順位は揺るぎませんでした。

ではここで、泊原発が稼働する前と後でなにかしらの変化があるのかについて見てみましょう。現在、泊村には1号機～3号機まで三つの原発がありますが、それぞれの営業運転開始の年月ははっきりしています。以下の通りです。

1号機　一九八九年六月から
2号機　一九九一年四月から
3号機　二〇〇九年一二月から

〈悪性新生物の死亡比〉が泊村に突出して多い原因が泊原発にあるとすれば、原発がなかった時期にはそれが少なかったはずです。幸いにして泊原発が動き出す前の『概要』がありましたので、泊原発が運転する前のデータと運転後のデータを比較してみましょう。運転前のデータは『概要2』（一九八三－一九九二年）より（一〇年間の平均）。運転後のデータは『概要8』（二〇〇三－二〇一二年）より（一〇年間の平均）。

まず〈悪性新生物〉で見てみましょう。

・泊村　運転前　第二三位（SMR一一八／一〇六）
　　　　運転後　第一位（SMR一五三／一〇六）

SMRが一・三倍になっています。隣の岩内町はどうでしょう。

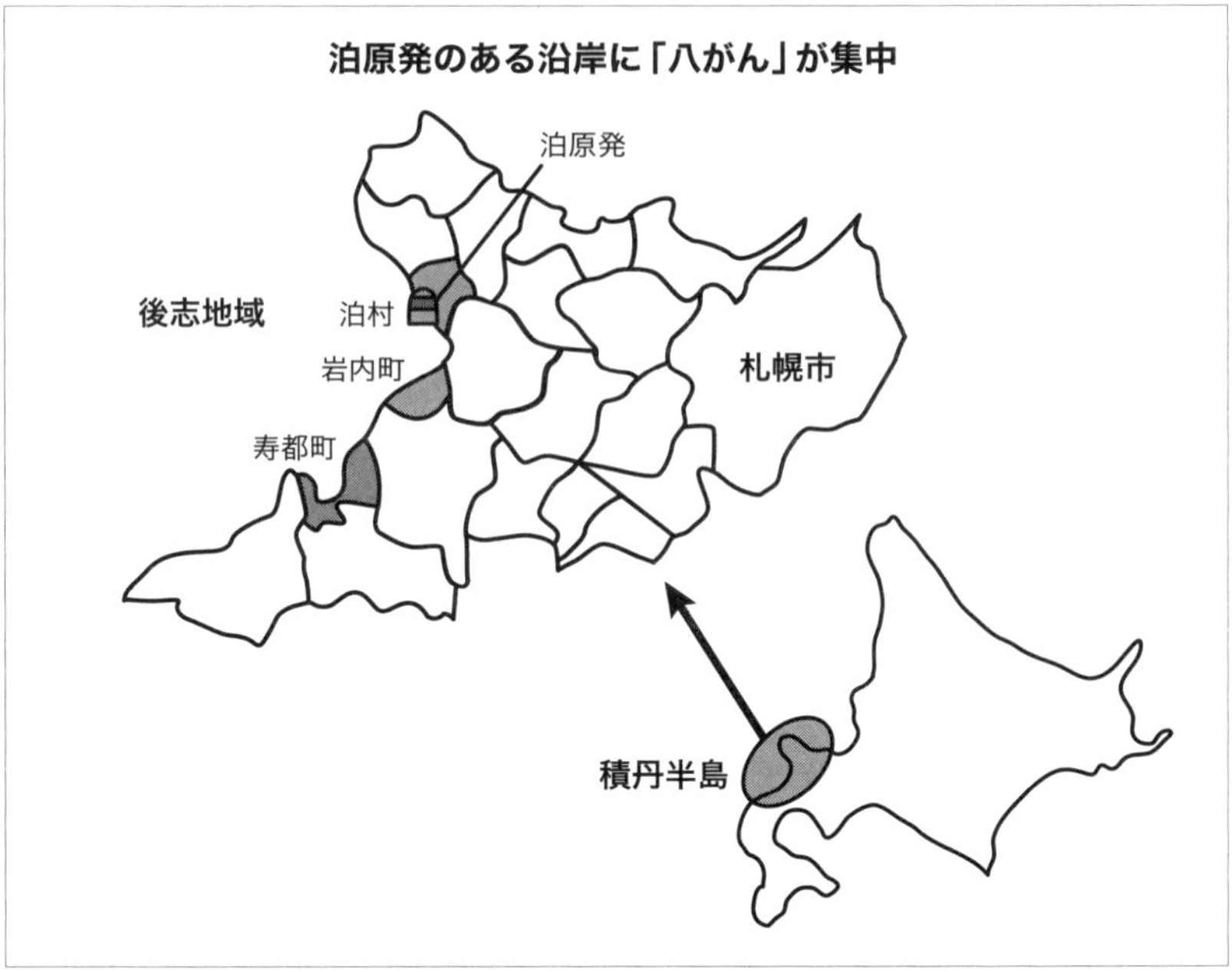


・岩内町　運転前　第六三位（SMR一〇八／一〇六）
　　　　　運転後　第二位（SMR一三五／一〇六）

岩内町もやはりSMRが一・三倍に増加しました。

### 第一位～第三位が後志地域

それでは岩内町以外の泊村近郊の市町村についてはどうでしょうか。日本海に面して並んでいる泊村から南の町の原発稼働後の「八がん」のSMRの順位を挙げてみます。

・泊村　第一位（海岸に面している）
・共和町　第四二位（海岸線は少し）
・岩内町　第二位（海岸に面している）
・蘭越町　第一三九位（海岸線は少し）
・寿都町　第三位（海岸に面している。寿都町の海岸線は、蘭越町まで続いている）
・興部町　岩内町と同数で第二位（日本海とは

反対側のオホーツク海に面している）

第一位の泊村、第二位の岩内町・興部町、第三位の寿都町はいずれも海に面している町です（興部町以外はすべて原発から一六〇キロ圏内の日本海に面しています）。第一位から第三位までがたまたま海に面していたというのは考えにくいため、私はポイントはやはり海岸に面している町という点にあると考えます。そのことを見ていきましょう。

## 3 内陸より〈がん死〉が多い海沿いの町

### 第一位〜第三〇位の市町村の傾向

北海道には札幌市に北海道庁があり、各地域に道庁の出先機関として支庁が置かれていました。現在、各支庁は総合振興局と名称を変えています。泊原発のある地域は「後志《しりべし》」と呼ばれる地域で、小樽市を入れると二〇市町村あります。『概要8』（二〇〇三－二〇一二年）における〈八がん〉の第一位から第三〇位に入っている後志地域の市町村とその順位を見ていきましょう。

・後志地域　七市町村があり、その平均はＳＭＲ一三二。
・道南地域　六市町村があり、その平均はＳＭＲ一二一。
・道東地域　三市町村があり、その平均はＳＭＲ一二二。
・オホーツク地域　四市町村があり、その平均はＳＭＲ一二五。
・内陸地域　五市町村があり、その平均はＳＭＲ一二三。

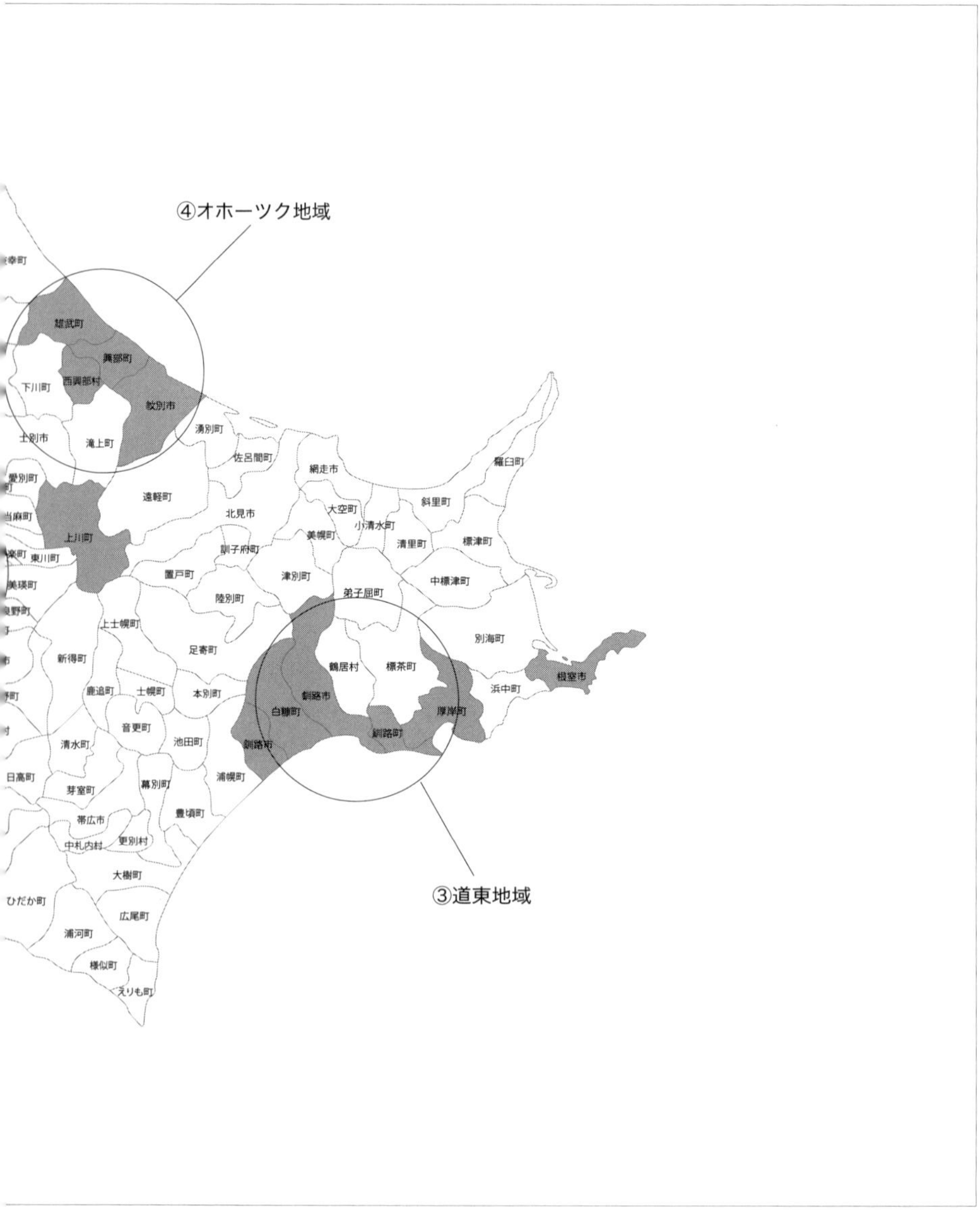
④オホーツク地域
雄武町
興部町
西興部村
下川町
紋別市
士別市
滝上町
湧別町
佐呂間町
網走市
羅臼町
愛別町
遠軽町
当麻町
北見市
大空町
斜里町
上川町
小清水町
美幌町
訓子府町
清里町
標津町
東川町
置戸町
津別町
中標津町
美瑛町
陸別町
弟子屈町
上士幌町
別海町
足寄町
新得町
鶴居村
標茶町
根室市
鹿追町
士幌町
本別町
釧路市
浜中町
白糠町
厚岸町
音更町
池田町
清水町
釧路町
釧路市
日高町
浦幌町
芽室町
幕別町
帯広市
豊頃町
中札内村
更別村
大樹町
ひだか町
広尾町
浦河町
様似町
えりも町
③道東地域

## 各地域ごとに見た「八がん」が多い市町村

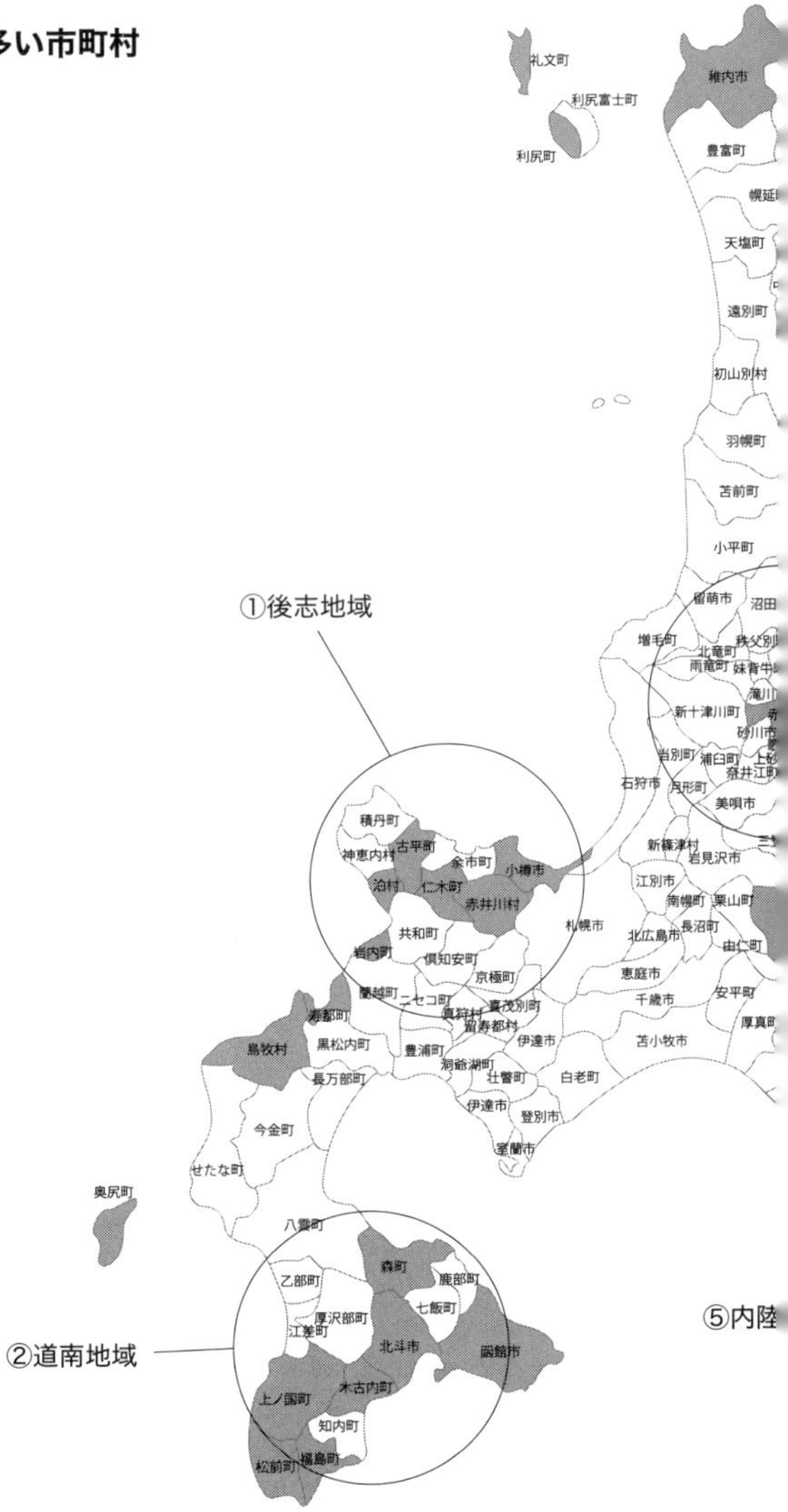

これらの地域の特徴について
・がんの上位が五つの地域に集中。
・海岸の地域が四つで内陸が一つ。
・後志以外の地域の平均SMRは一二〇台で、泊原発のある後志地域だけがSMR一三〇台。
なぜ上位三〇位で比較したというと、中位、下位の市町村を入れてしまうと、集中の度合いが消えてしまうからです。

## 内陸の町の〈がん死〉の原因

内陸で〈がん〉が多い町は夕張市や赤平市です。昔、炭鉱があった町です（現在も一部で石炭の露天掘りが行なわれています）。炭鉱の周辺には、質の悪い石炭を積み上げた「ズリ山」（ぼた山）が点在しています。そこで私が気になるのは次のようなことです。
・石炭にはごく微量のウランが含まれている。
・ウランはラジウムに変わり、そこから放射性のラドンガスが出ている。原発からもラドンガスが出ている。
・ラドンガスは呼吸によって人間の肺に入り〈肺がん〉を引き起こす。
・ラドンガスは肺だけでなく毛細血管を通じて体内に入り他の〈がん〉も引き起こす。
石炭を採掘していた当時も、石炭に含まれた微量のウランからはラドンガスが出ていました。また、〈ズリ山〉からもラドンガスが出ていました。ただ、石炭から出るラドンガスはごくごく微量です。それでも長年空気と一緒にラドンガスを吸い込むことにより、内部被ばくすることになり〈がん〉が発生すると考えられます。そして、ウランを使用する原発からもラドンガスが出ています。

ちなみに〈肺がん〉の第一の原因はタバコですが、第二の原因はラドンガスと言われています。旧産炭地では必ずしも〈肺がんの死亡比〉が突出して高いわけではありません。あくまでも〈八がん〉という「ものさし」で見た結果です。

「ラジウム温泉」と「ラドンガス」についても触れておきます。

〈ラドンガス〉は、ウランからだけではなく、トリウム232という放射性物質からも出ます。トリウム232はラジウムに変わる性質をもっています。

トリウム232の半減期（数値が半分になる時期）は一四〇億年です。地球の年齢は四六億年ですから、私たちが生きている地球には地上にも地下にもまだたくさんのトリウム232が残っています。

たとえば〈ラジウム温泉〉というのがありますが、その地下深くにはウランやトリウム232があります。地中でウランやトリウム232の原子核が自然に崩れて崩壊熱を出し、その熱で周りの地下の岩石が温まります。その岩石を通ってきた地下水が「温泉」という形で地上に湧き出ているのがラジウム温泉です。

## 〈がん死〉が多い海に面した町

『概要8』（二〇〇三－二〇一二年）の〈八がん〉のSMRで、北海道一七九市町村を海岸に面した町と内陸の町に分けて比べてみました。

- 海岸に面した七八市町村の平均はSMR一一四。
- 内陸の町一〇一市町村の平均はSMR一〇三。

海岸に面した町のほうが内陸の町より平均SMRが一一ポイント高くなっています。三～四ポイント高いというのなら偶然ということも考えられますが、一一ポイントも高いとなると明らかに海岸に面した町のほうが〈がん死〉が多いことになります。

〈肺がん〉でも同様に調べてみました。
・海岸に面した町七八市町村の平均はＳＭＲ一二三。
・内陸の町一〇一市町村の平均はＳＭＲ一一〇。
海岸に面した町が一三ポイントも内陸の町より高くなっています。

つまり〈八がん〉も〈肺がん〉もともに海岸に面した町のほうが多いということになります。

ここで市町村ごとの〈高齢化率〉が何らかの影響を及ぼしているのかどうか見てみました。海岸に面した町と内陸の町は〈高齢化率〉に差があるのでしょうか。平均値を出してみました。
・海岸に面した町七八市町村の平均は三二・四パーセント。
・内陸の町一〇一市町村の平均は三二・八パーセント。
〈高齢化率〉では海岸に面した町と内陸の町はほぼ同じでした。このことによって海岸と内陸という区分けでは〈高齢化とがん〉は特に関係がないことがわかりました。

## 海岸の空気と内陸の空気

では他に、海岸の町がほうが内陸の町より〈がん死〉が多いという理由はあるのでしょうか。そこで私が思い至ったのは、海水には、塩分の他にごく微量ですがウランなどが含まれているということです。

海水に含まれるウランなどの有害物質が蒸発してガスとなり、潮風と共に沿岸に押し寄せているとは考えられないでしょうか。もしそうであれば、長期間沿岸に住んでいるほど内陸に住む人より有害物質を吸い込むことになります。その結果、海岸の町のほうが内陸の町より〈がん死〉が多くなるという理屈です。

たとえば人間は、一日に空気を二〇キロも吸っています。大量の空気です。その空気に混じっている有害物質は無防備な状態の人間の肺に入ってきます。ラドンガスなどの有害物質が肺に入るとなかなか出ていきません。肺の中に放射線量が高い「ホットスポット」をつくることになります。そして前に述べたように有害物質は毛細血管を通じて全身にゆきわたります。

人間は一日に水分を含めて食べ物を三キロくらい食べていますが、食べ物のほうは空気と違って人間の体に入ってきたとき、各臓器がそれなりに自分の体を防衛しています。しかし空気はそうではありません。食べ物の安全性とともに空気の安全性には、より気をつけなければならないのです。

海の空気が危ないという視点で、泊原発周辺で起きている〈がん多発の原因〉に迫ってみます。

## 後志地域二〇市町村の〈八がん〉

『概要8』(二〇〇三－二〇一二年)の〈死亡比〉で「後志地域二〇市町村」を見てみると、次のようなことがわかりました。

・順位が高いグループ

泊村(第一位)、岩内町(第二位)、寿都町(第三位)、赤井川村(第五位)、小樽市(第一三位)、島牧村(第一九位)の六市町村。

・順位がやや高いグループ

仁木町(第二六位)、共和町(第四二位)、余市町(第四四位)、倶知安町(第四八位)の四町村。

・順位が低いグループ

積丹町(第六五位)、古平町(第八二位)、留寿都村(第一〇二位)、喜茂別町(第一〇九位)、京極町(第一一八位)、

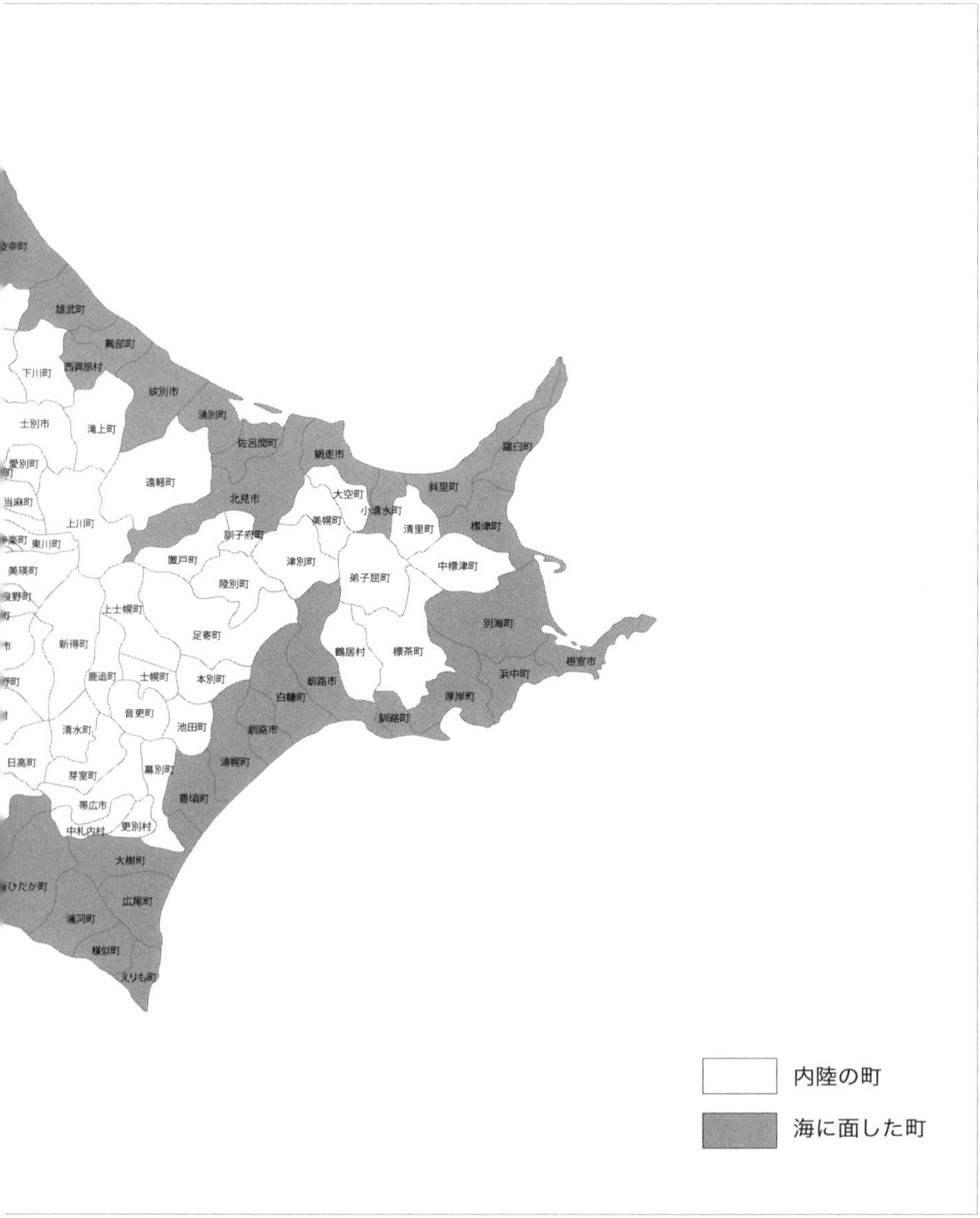
雄武町
興部町
下川町
西興部村
紋別市
湧別町
士別市
滝上町
佐呂間町
網走市
羅臼町
愛別町
遠軽町
斜里町
大空町
当麻町
北見市
小清水町
美幌町
清里町
標津町
上川町
訓子府町
東川町
置戸町
津別町
中標津町
美瑛町
弟子屈町
陸別町
上士幌町
別海町
足寄町
新得町
鶴居村
標茶町
根室市
鹿追町
士幌町
本別町
釧路市
浜中町
白糠町
厚岸町
音更町
池田町
釧路町
清水町
釧路市
日高町
浦幌町
芽室町
幕別町
豊頃町
帯広市
中札内村
更別村
大樹町
広尾町
浦河町
様似町
えりも町
内陸の町
海に面した町

## 海に面した町は内陸の町より「八がん」の死亡比が高い

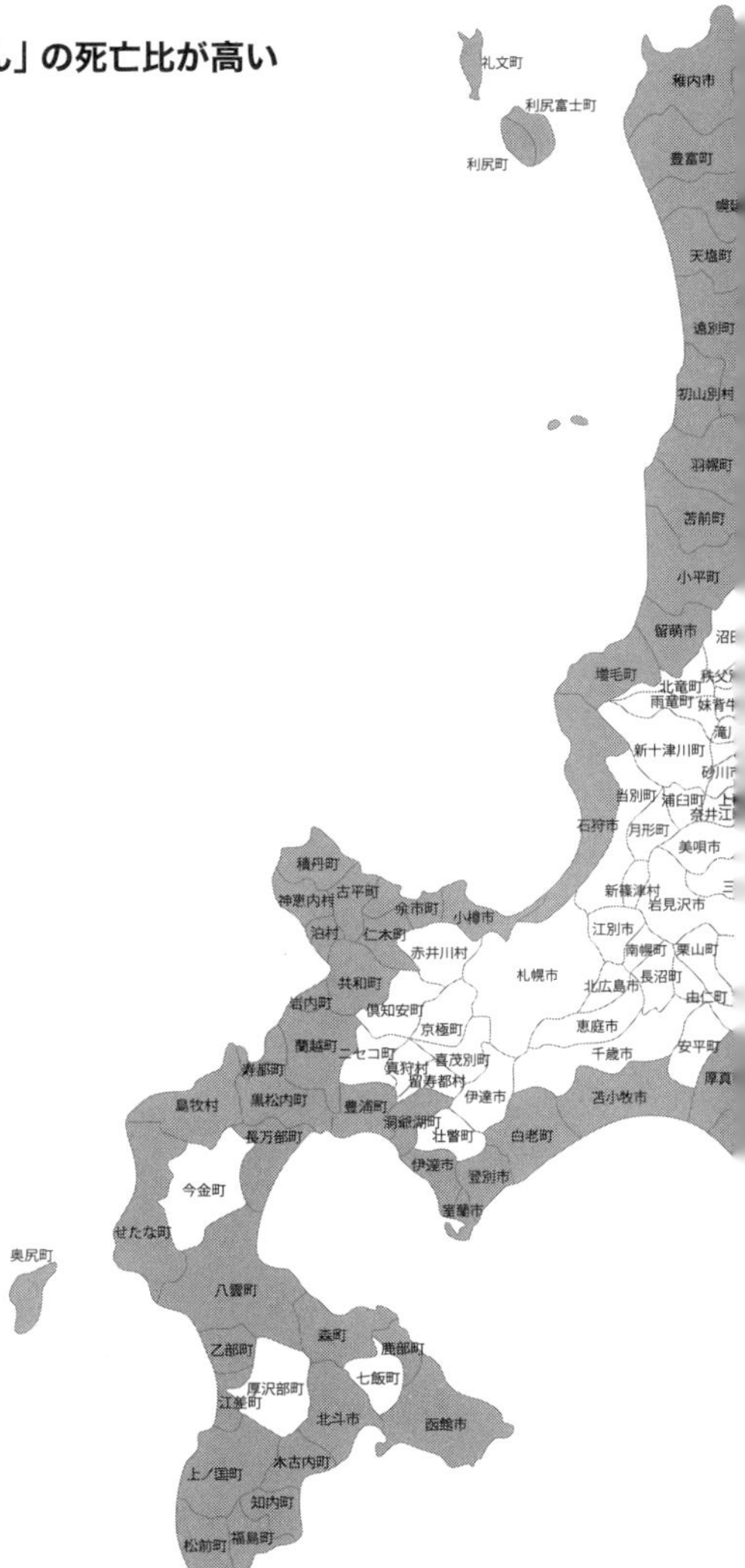

後志地域の「八がん」の高い町

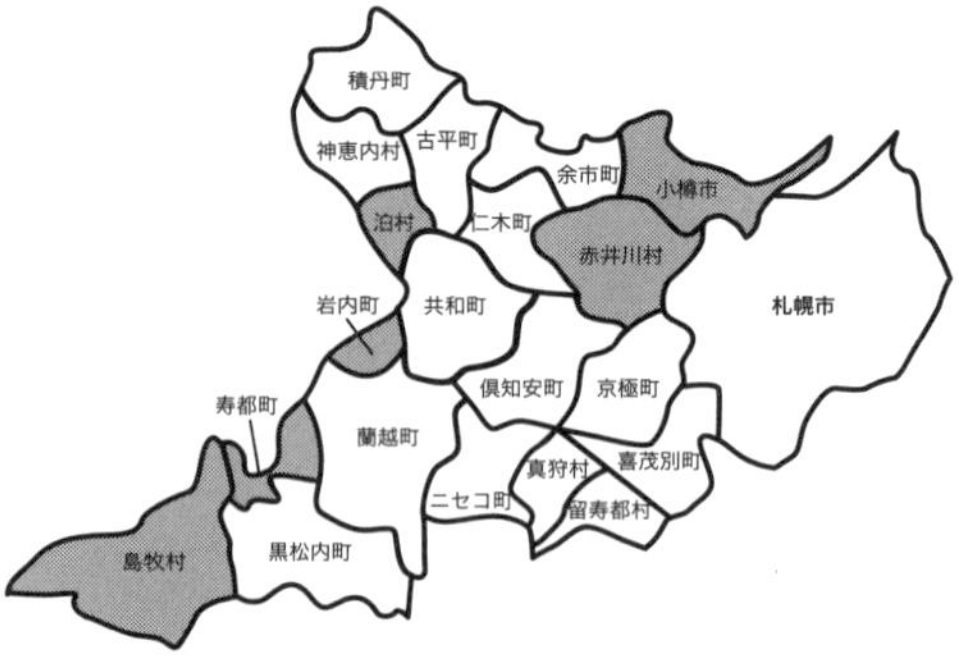


後志地域の「八がん」のやや高い町

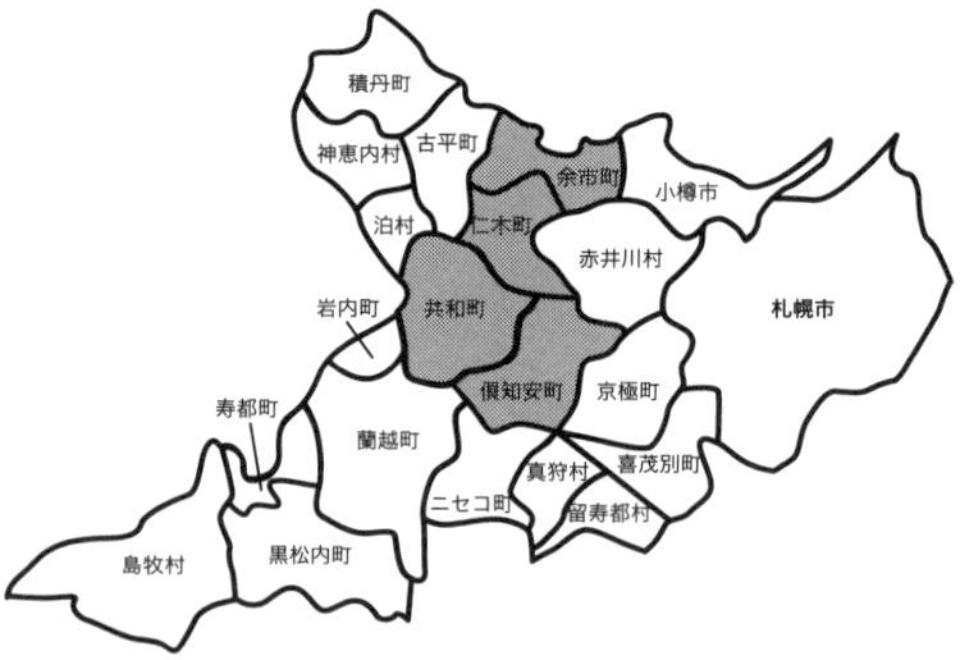


真狩村（第一三二位）、神恵内村（第一三八位）、蘭越町（第一三九位）、ニセコ町（第一四〇位）、黒松内町（第一六四位）の一〇町村。

これら三つのグループには意味を見出すことができるでしょうか。私が思いついたのが海からの風向きです。

風向きと一口に言っても、季節や時刻によって風は様々に変化しています。

そのうえで余市町・共和町・倶知安町のアメダスの風向きのデータを見ると、一年を通じておおむね「西北西の風」と「南西の風」が多いことがわかります。アメダスは、地上約一〇メートルの高さで風向きを観測しているので「地上風」のデータと言えるでしょう。

泊原発の風下は、「西北西の風下」と「南西の風下」の二つがあることになります。そして泊原発の上空では「西」「北西」「南西」の風が吹いていると考えられます。

海岸に面した町で死亡比の順位が高い泊村・岩内町・寿都町・島牧村は、泊原発の風下には入っていません。

この四町村を除いて、順位と泊原発からの風の向きとの関係を調べてみることにしました。

・南西の風下にあたる町
仁木町、赤井川村、小樽市が順位が高い。

・南西の風下の余市町もやや高い。

・西北西の風下の共和町、倶知安町がやや高い。

・二つの風下から外れた町

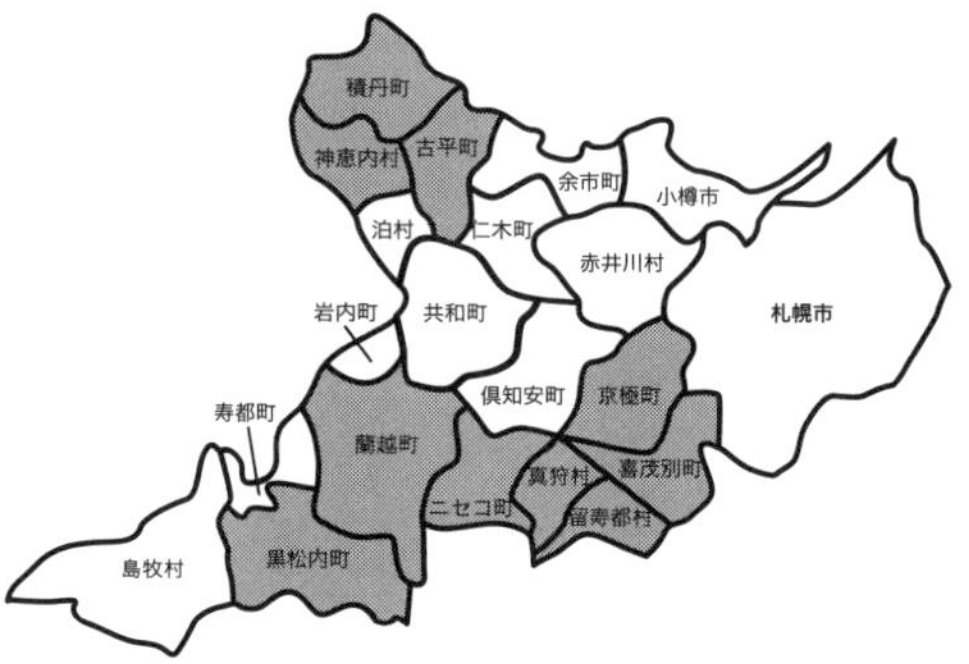

後志地域の「八がん」の低い町

蘭越町、ニセコ町、真狩村、京極町、古平町、神恵内村、留寿都町、黒松内町、喜茂別町、積丹町は順位が低い。

〈二つの風下〉という基準で見ると、順位が高い町とやや低い町、そして順位が低い町の三つのグループに分かれ、泊原発からの風向先と順位がほぼ一致していることがわかりました。やはり泊原発が影響を与えていると考えられます。

## トリチウムを排出する泊原発

泊原発は、一九八九～二〇一三年の二五年間で、トリチウムを五七〇兆ベクレル海に捨てています。さらに、原発の煙突からガスとしてトリチウムを空へ排出しています。しかしトリチウムガスの濃度は測定されることはありません。どれだけ空にトリチウムガスが捨てられているのかいまだわからないのです。原発が生

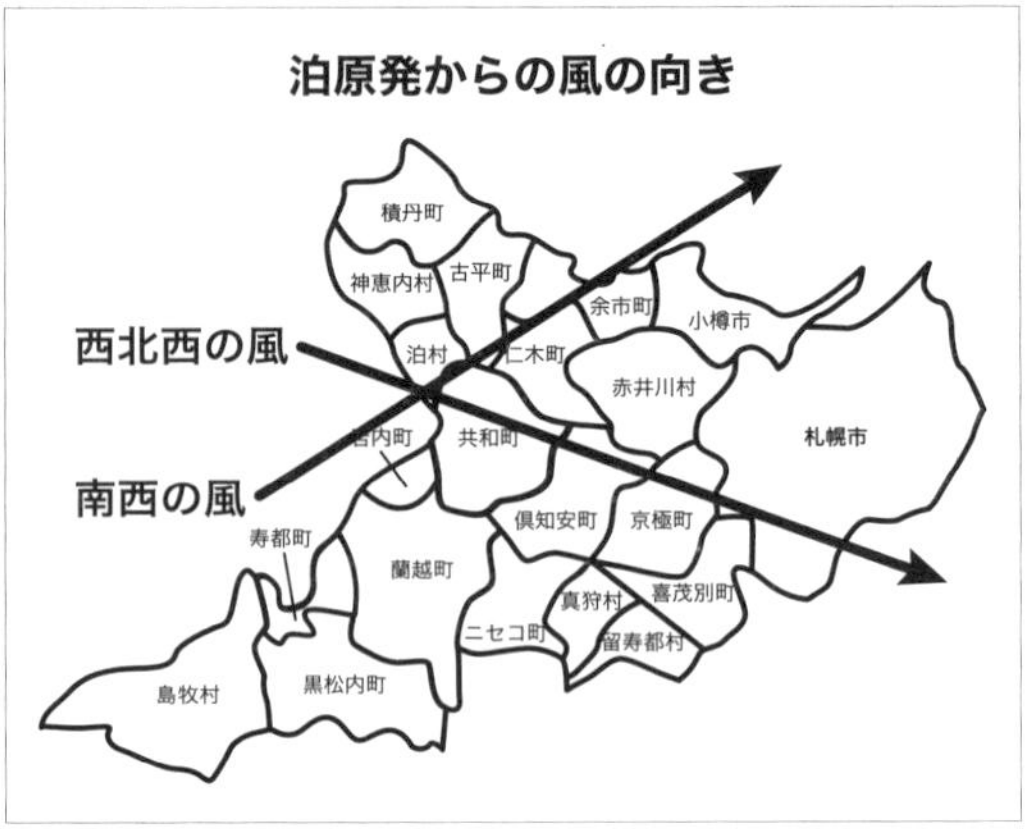


み出すトリチウムのうちの約二〇パーセントをガスとして空中に捨てている——という計算もあります。となると泊原発からは、二五年間で少なくとも一〇〇兆ベクレルくらい捨てられている可能性があります。

　ところで、二〇一一年三月にレベル7の重大事故を起こした福島第一原発は「沸騰水型」の原子炉でしたが、泊原発は「加圧水型」の原子炉です。沸騰水型は原子炉内で直接水蒸気を造り、その水蒸気でタービンを回して電気を造っています。

　それに比べて泊原発の加圧水型は、原子炉で約三〇〇度の熱水を造り、その熱水を蒸気発生器に通して水蒸気を造っています。泊原発は水蒸気を造る段階が二つあるということです。この水蒸気の造り方が原子炉の出力調整と関係があります。

　福島第一原発は、原子炉の底の方から上に向かって、ブレーキに当たる制御棒を竹やりのように差し込む仕組みになっています。制御棒は、細く、たくさんあります。原子炉を止めるときや運転を開始するときだけでなく、運転中の出力調整でもこの制御棒を使っています。それに比べて、泊原発の原子炉は、もともと原子力潜水艦と同じタイプなので、とてもコンパクトなものです。それで制御棒は大きな形になっていて、その数は福島原発に比べて少ないのです。

　泊原発の制御棒は主に運転停止のときや運転開始のときなどで使い、通常運転での出力調整は主に「ホウ酸」を使って行なっています。制御棒もホウ酸も、核分裂を促す火種の中性子を吸収します。原発は、原子炉の中の中性子の数――火種を調整しながら運転しています。

福島第一原発でもホウ酸は使っていましたが、原子炉の仕組み上、泊原発ではよりたくさんのホウ酸を使っています。ホウ酸に中性子が入り込むとトリチウムができます。泊原発では、たくさんのホウ酸を使っているために、たくさんのトリチウムができることになります。一年間に海に捨ててよいと国が定めたトリチウムの上限は、泊原発では三基で一二〇兆ベクレル。福島第一原発は六基で二二兆ベクレルとなっています。単純に一基あたりにすると泊原発のほうが福島原発より一〇倍も捨ててよいことになっています。

## 放射性水素トリチウムとは何か

泊原発から大量に排出されている〈トリチウム〉とはどんな放射性物質か、もう少し見ていきましょう。

トリチウムは〈水素〉の仲間です。〈水素〉は一番小さな原子です。原子の中心は原子核と呼ばれていますが、水素の原子核にはプラスの電気を帯びた陽子が一個があり、その原子核の周りをマイナスの電気を帯びた電子が回っています。

〈水素〉の原子核に電気を帯びていない中性子という粒が一個入ると、陽子と中性子で二個になります。この二個になった水素を〈重水素〉と呼びます。

〈重水素〉にさらにもう一個中性子が入ると、原子核には陽子一個と中性子二個で、全部で三個になります。〈三重水素〉とか〈トリチウム〉と呼ばれます。このトリチウムは、原子核が不安定なために放射線を出して崩れていきます。それでトリチウムは「放射性の水素」と言われるのです。

水素全体の割合では、〈水素〉が約九九・九八八パーセント、〈重水素〉が約〇・〇一一五パーセントですから、〈トリチウム〉は水素全体からするととても少ない物質です。

さて〈放射性の水素トリチウム〉はベータ線という放射線を出してヘリウムに変わります。ベータ線は高速電子の流れです。ベータ線は紙を突き抜けていきますが、アルミニウムなど薄い金属で止まります。体内では約一センチ程度しか飛びません。持っているエネルギーも小さいため国や電力会社は毒性は小さいと言っています。

太陽から飛んできた中性子が空気中の窒素にぶつかると、〈炭素〉と〈トリチウム〉ができます。この自然のトリチウムは、雨とともに地上に降ってきます。川や海などどこにでもトリチウムはあります。線量は一リットルあたり一ベクレル程度です。

トリチウムはいろいろな形になります。水は、$H_2O$で、酸素一個と水素二個が結びついていますが、水素がトリチウムと入れ替わるとHTOという形になり、〈トリチウム水〉となります。また〈トリチウム水蒸気〉という形にもなります。さらにガス化して〈トリチウムガス〉にもなります。

トリチウムの半減期は次のようなものです。

・物理的半減期は一二、三年。

・生物的半減期には三つあり、(1)トリチウム水の半減期が約一〇日、(2)糖とトリチウムがくっついた場合は約三〇日、(3)細胞の中の有機物とくっついた場合は〈有機結合性トリチウム〉と呼ばれ、半減期は約二八〇日から五五〇日と、とても長くなります。

トリチウムの人体への影響は次のようなものです。

トリチウムが人の体内に入ると内部被ばくを引き起こします。体内からじわじわと浴びることになり放射線量が少なくても健康に影響を及ぼします。

また、トリチウムは細胞の中の遺伝子にも入り込み、遺伝子を傷つけます。トリチウムガスの場合は、肺の中に入り、内部被ばくを引き起こします。

## 泊原発から出たトリチウムの濃度

一九九四年、北海道が泊原発周辺のトリチウムの濃度を測りました。

まず泊原発から南側約一キロのところに流れる二級河川の「堀株川」では、トリチウムの濃度は一CC当たり〇・〇〇一ベクレルで、自然界と同じでした。

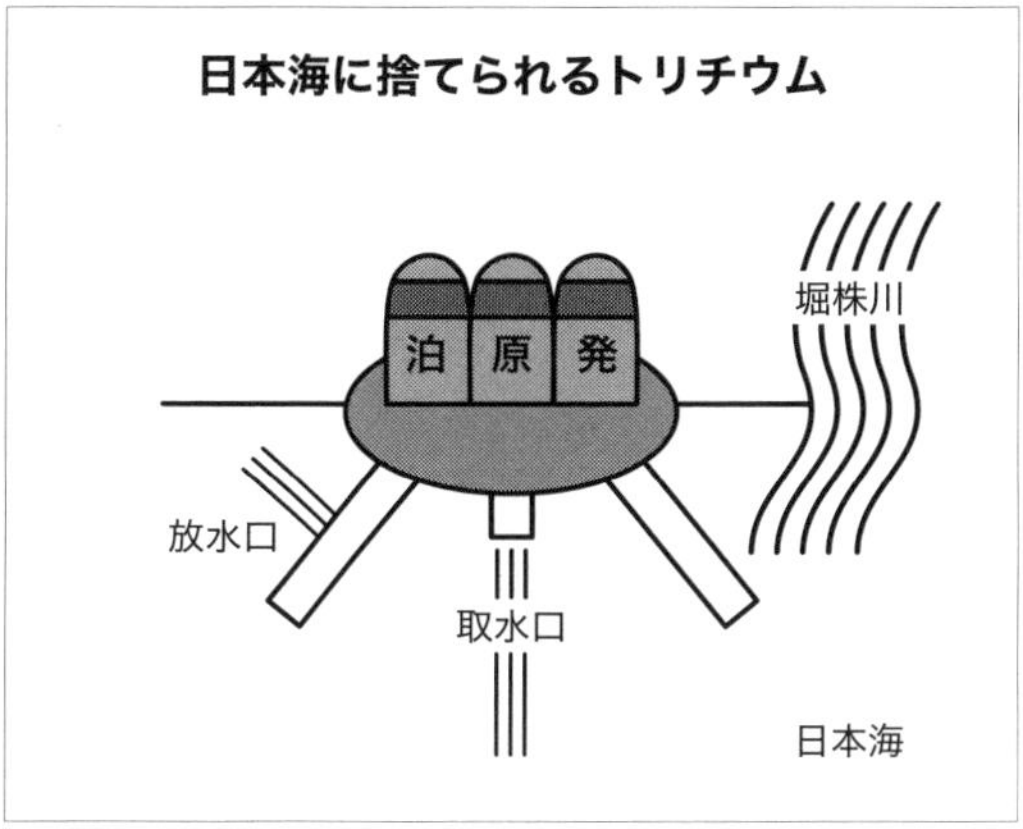


泊原発はタービンを回し終えた水蒸気を冷やすため海水を取水していますが、その「取水口」の濃度は一CC当たり〇・〇〇一三ベクレルでした。ここの水の濃度も自然界とほぼ同じでした。

水蒸気から熱をもらい温まった海水は、温排水としてふたたび海に捨てられています。温排水が出ていくところが「放水口」です。「放水口」の濃度は一CC当たり〇・〇〇〇八五ベクレルでした。これは自然界より三五パーセントも低い数値です。

当時の北電の担当者は「トリチウムを海に捨てても、海水と混ざって、自然界よりも濃度が下がるので大丈夫です」と説明しました。当時、私は四一歳で、トリチウムのことは何も知らず、「混ぜると薄くなる」という北電担当者の言葉を信じていました。しかし実は私は騙されていたのでした。

どういうことかと言うと、トリチウムが入っている海水で原発のトリチウムを薄めても自然界よりも濃度が下がるわけがなかったのです。しかし現実には、放水口で濃度が下がっています。つまり放水口で何かが起きていることになります。それはおそらく原発から海に捨てられたトリチウムが蒸発し、それで海水中の濃度が下がっていたということではないかと今なら考えられます。ポイントは海水中のトリチウムは〝蒸発する〟ということです。温排水と一緒に捨てられたトリチウムは、温排水の水温が海水より約七度高いということも相まって盛んに蒸発が起きていたと考えられます。

ちなみに海水温が〇・六度上昇すると、水蒸気は四パーセント増加します。泊原発から放出される温排水は、放水口では周辺海域より約六度から七度高くなっています。放水口で計算してみると、六度上昇は〇・六度の一〇倍になりますので、四パーセントの一〇倍となり、水蒸気量は四〇パーセントの増加となります。放水口でのトリチウム濃度が三五パーセント減少しているのは、水蒸気量が四〇パーセント増加していることと密接に関係があることになります。

## 海流とトリチウムの関係

海に流れ出たトリチウムはいったいどうなっていくのでしょうか。

泊原発は積丹半島の西側の付け根にあり、岩内湾に面しています。岩内湾の潮の流れは季節によって大きく変化しますが、ごく大雑把に言えば積丹半島に沿っておおむね北から南に流れていると考えられます。地元の漁師の人に聞いても同じように言っています。

つまり、泊原発から放出されたトリチウムは北から南への沿岸流によって、岩内湾の南側に流れていると考えられます。泊村から岩内町、そして寿都町という流れになります。寿都町には大きな岬があり、トリチウムの流れを受け止めるような地形となっています。そこで私は次のような仮説を立ててみました。

〔仮説〕　泊原発周辺の海岸の町での〈がんの多発〉は〈トリチウム〉が原因ではないか。海に捨てられたトリチウムは、蒸発してトリチウムガスとして、沿岸の泊村、岩内町、寿都町に押し寄せている。寿都町は、泊原発から直線で三〇キロ離れているが、大きな岬があり、その岬の南側に面したところに町が広がっているため、寿都町はトリチウムガスを受け止めるような地形となっている。よって泊村や岩内町、寿都町での〈がんの多発〉はトリチウムガスが原因である。

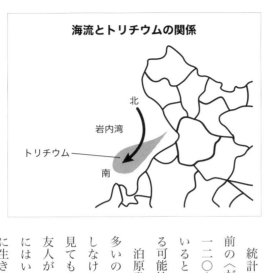

## 泊原発周辺で〈がんの過剰死〉が起きている

統計学には「過剰死」という言葉があります。原発が運転する前の〈がん〉の統計的な死亡数を仮に一〇〇人として、運転後が一二〇人になったとすると、二〇人が統計的に「過剰に」死亡しているという意味です。泊原発周辺で、〈がんの過剰死〉が起きている可能性が高いと私は考えています。

泊原発の地元で生きている者として、なぜ自分の町で〈がん〉が多いのか、ほんとうにそれは泊原発の影響なのかを私は明らかにしなければならないと思っています。同年代の友人・知人の病を見ても〈がん〉になる人が多いのです。もし仮に、泊原発の影響で友人が〈がん〉になっていたとすると、とうてい泊原発を許すわけにはいきません。友人たちはいずれもこれまで真面目に一生懸命に生きていたことを同年代の者として知っているからです。

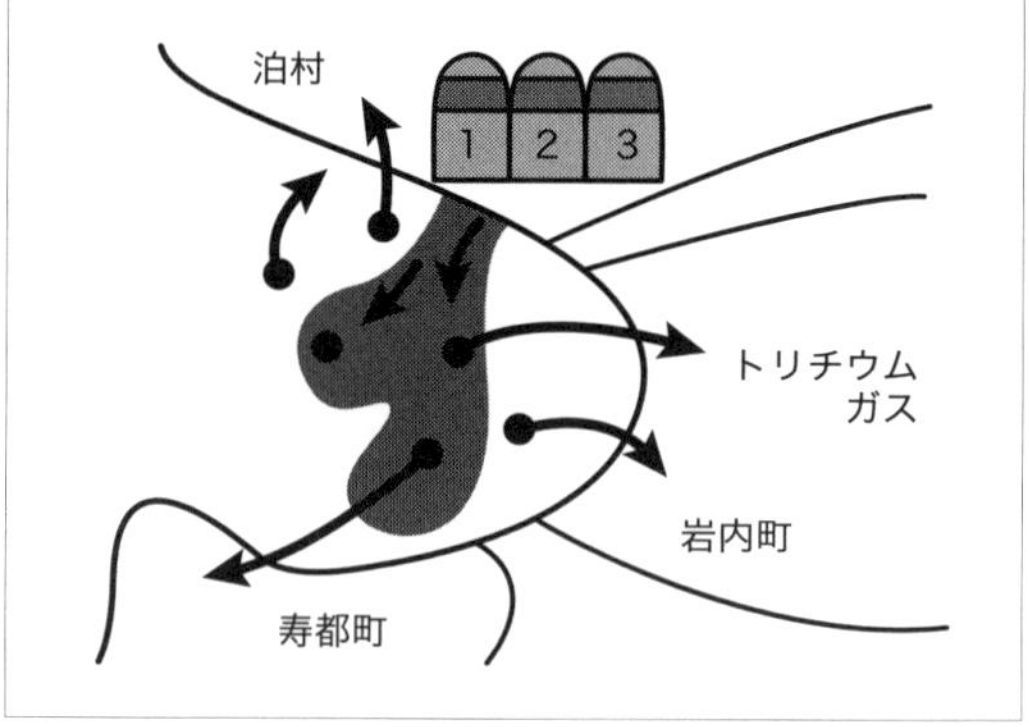

泊原発から出るトリチウムガス

しかし私の仮説を証明するにはトリチウムガスのデータがなくてはなりません。空気中のトリチウムガスの濃度などはこれまで国も電力会社も測ってはいませんので、データそのものがありません。それでもやはり私は仮説を仮説のままで終わらせるわけにはいきません。少しでもなにか証拠を探さなければなりません。

そこで私は、アメリカ製のガイガーカウンター（機種名「インスペクター」）を持って、岩内港に行ってみました。このガイガーカウンターは一〇万円くらいするもので世界で一番売れている機種だそうです。ガンマー線だけでなくアルファー線、ベータ線も測れることになっています。単位はマイクロシーベルト。

岩内港で風の強い日に測ってみました。その日の線量は〇・〇三〜〇・一七マイクロシーベルトの間を激しく変化していました。それも〇・〇三マイクロシーベルトになったかと思うと、次の瞬間には〇・一七マイクロシーベルトとなり、とても不安定でした。

港から山のほうへ二キロ入った岩内町の内陸側は、風が強くても弱くても〇・〇六〜〇・一二マイクロシーベルト程度で、数値の変化も穏やかでした。そのことによって私は、風と空間放射線量に関係があるということに気づきました。その後も何度となく測ってみました。岩内港で風の強い日、弱い日など、様々に風の条件が変わったところで測定してみました。風の強い日でも、特に突風が吹くとそれに合わせて数値が上昇していました。

現在、泊原発は運転を停止していますが、もともと海水にはウランやトリチウムが入っていますから、それらの放射性物質が蒸発して潮風と共に沿岸に押し寄せていることは間違いない――というのが実際に測定してみた私の結論です。よって泊原発から海に捨てられた大量のトリチウムは、ガスとなって沿岸に押し寄せ〈がん〉を多発させたという私の仮説は、少しずつ真実に近づいているように思います。

## 福島第一原発のトリチウム

現在、福島第一原発には汚染水のタンクが約一〇〇〇個（二〇一五年一一月現在）あります。合計すると汚染水は七四万トンがあり、その中にはトリチウムが八三四兆ベクレル含まれています。

さらに破壊された四つの原子炉の内部にはトリチウムが三〇〇〇兆ベクレルあると推測されています。福島ではこれらのトリチウムを海に捨てようとしています。私の仮説どおりなら、これらのトリチウムを海に捨てたら、トリチウムガスとなって沿岸に戻ってくることになります。いや、間違いなく戻ってくるでしょう。そのことを泊原発は警告しています。

ではどうすればよいのでしょうか。私は放射線のレベルが下がるまでトリチウムを一〇〇年間、地上で保管するしかないと思っています。

ちなみに、日本では汚染水から「ふげん」という特殊な原発で実験的にトリチウムを取り除いたことがあります。その時は一トンの汚染水を処理するのに二〇〇〇万円かかりました。福島第一原発の七四万トンの汚染水からトリチウムを取り除くとなると一三兆円かかってしまう計算になります。あまりにもお金がかかり過ぎるため、国はトリチウムを海に放出するつもりなのでしょう。原発が生み出した核のゴミによって人類はこれからも苦しむことになります。

今できることは一つしかありません。一刻も早くすべての原発を止めて、そのままの状態から廃炉にするまで一直線に進むことです。廃炉にしたとしても、核のゴミの問題は解決せず問題は残ったままですが、今できること、やるべきことはそれしかないと私は思います。

そして国は、原発再稼働の前にやるべきことがあります。それは〈原発とがんの関係〉を明らかにするための大規模な疫学調査です。アメリカではすでに数年前から科学アカデミーによりそうした疫学調査が行なわれています。その結果がまもなく出ることになっています。日本でも早急に行なわなければなりません。

第Ⅱ部

# なぜ内陸部で〈乳がん死〉が増えているのか？

## 1 泊原発と〈乳がん死〉の関係について

### 〈乳がん死〉だけに絞って見る

前章では『北海道における主要死因の概要』から割り出した〈死亡比(SMR)〉と〈八がん〉という指標を使って、道内各市町村の〈がん死〉の比較と、〈がん〉が多い地域と泊原発との相関関係、その要因(泊原発から排出されるトリチウム)などについて、私なりの推論を書きました。

先述したように、私がこの〈泊原発とがん〉の調査をしようと思ったのは、アメリカの統計学者グールドが書いた『内部の敵』を読んだことがきっかけでした。グールドは本の中で、アメリカ政府が発表した〈乳がん〉の増加原因について疑問を持って独自に原発と〈乳がん〉の関係を調べていった結果、原発から半径一〇〇マイル(一六〇キロ)以内の〈原発圏内〉では乳がん死が増えており、半径一〇〇マイル(一六〇キロ)以遠の〈原発圏外〉では乳がん死が横ばいか減少している――ということを明らかにしています。

では、ここ北海道では、泊原発からの距離や地理的諸条件と〈乳がん死〉とは何か関係があるのでしょうか。ここからは〈乳がん死〉にのみ絞って道内各市町村と泊原発との関係について見ていきたいと思います。

先に結論を言ってしまえば、この調査の結果は、私の想像をはるかに超える驚くべきものとなりました。

(市町村ごとの比較の際に用いた数値は、前章とまったく同じ方法で抽出した数値。)

### 第一位赤井川村、第二位仁木町、第三位古平町

〈乳がんの死亡比〉だけに絞って『北海道における主要死因の概要8』(二〇〇三－二〇一二年)を見てみると、すぐに〈乳がん死〉が突出して多い町が見つかりました。やはり泊村でしょうか。そうではありません。

それは赤井川村でした。泊村と同じ後志地域の、泊原発から二四キロほど東北に位置する人口約一二〇〇人の小さな村です。その赤井川村が第一位でした。

第二位はその隣の仁木町。第三位は、仁木町のさらに隣の古平町でした。第一位から第三位が地域的に固まっていたのです。これはいったいどう考えればよいのでしょうか。まずは第一位～第三位の〈死亡比（ＳＭＲ）〉を全道平均と比較してみましょう。〈乳がん死〉の全道平均はＳＭＲ一〇五です。

・第一位　赤井川村　ＳＭＲ四〇三。全道平均の四倍。

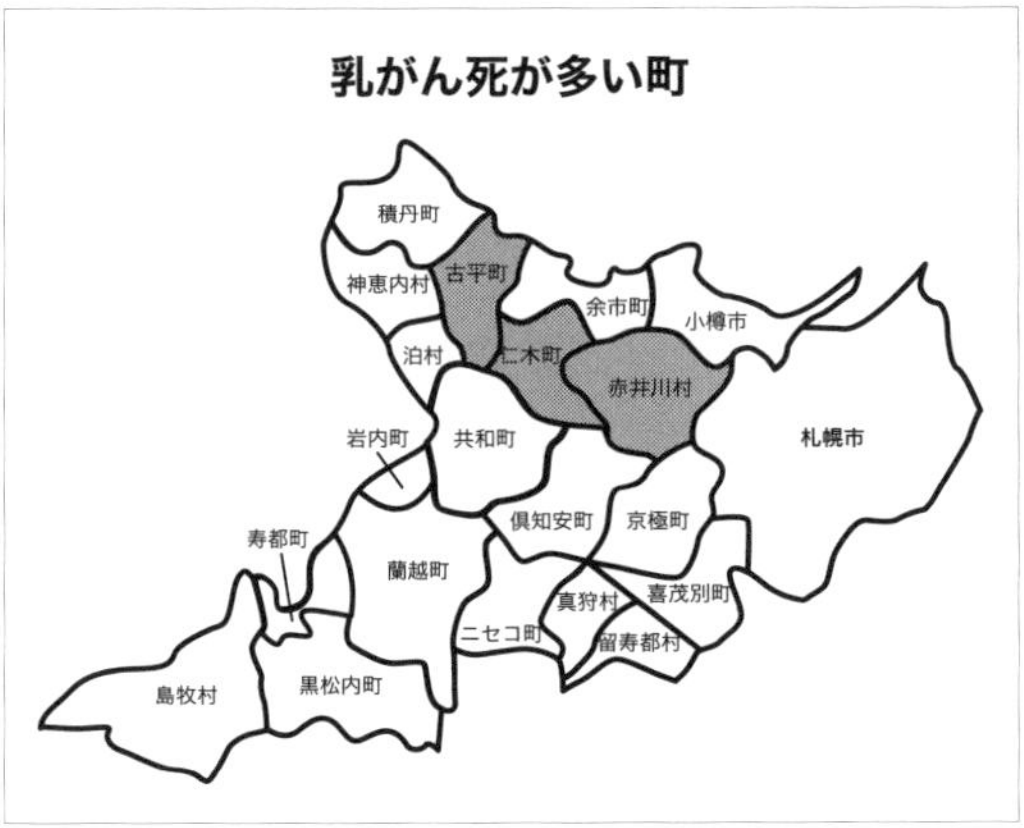


・第二位　仁木町　ＳＭＲ二四六。全道平均の二・五倍。

・第三位　古平町　ＳＭＲ一九七。全道平均の二倍。

いずれも泊原発のある泊村と同じ後志地域にあり、積丹半島の東部の町――つまり泊原発の東側に位置する、原発から一六〇キロ以内（原発圏内）の町です。それらの町では〈乳がん死〉が全道平均の二倍から四倍となっています。異常な倍率です。

では、〈乳がん死〉ではなく〈がん死〉全体ではどうなっているでしょうか。

〈赤井川村〉

・乳がん死　第一位（ＳＭＲ四〇三／全道平均一〇五）

・がん死全体　第五位（ＳＭＲ一三〇／全道平均一〇八）

・悪性新生物による死　第一二位（ＳＭＲ一二〇／全道平均一〇六）

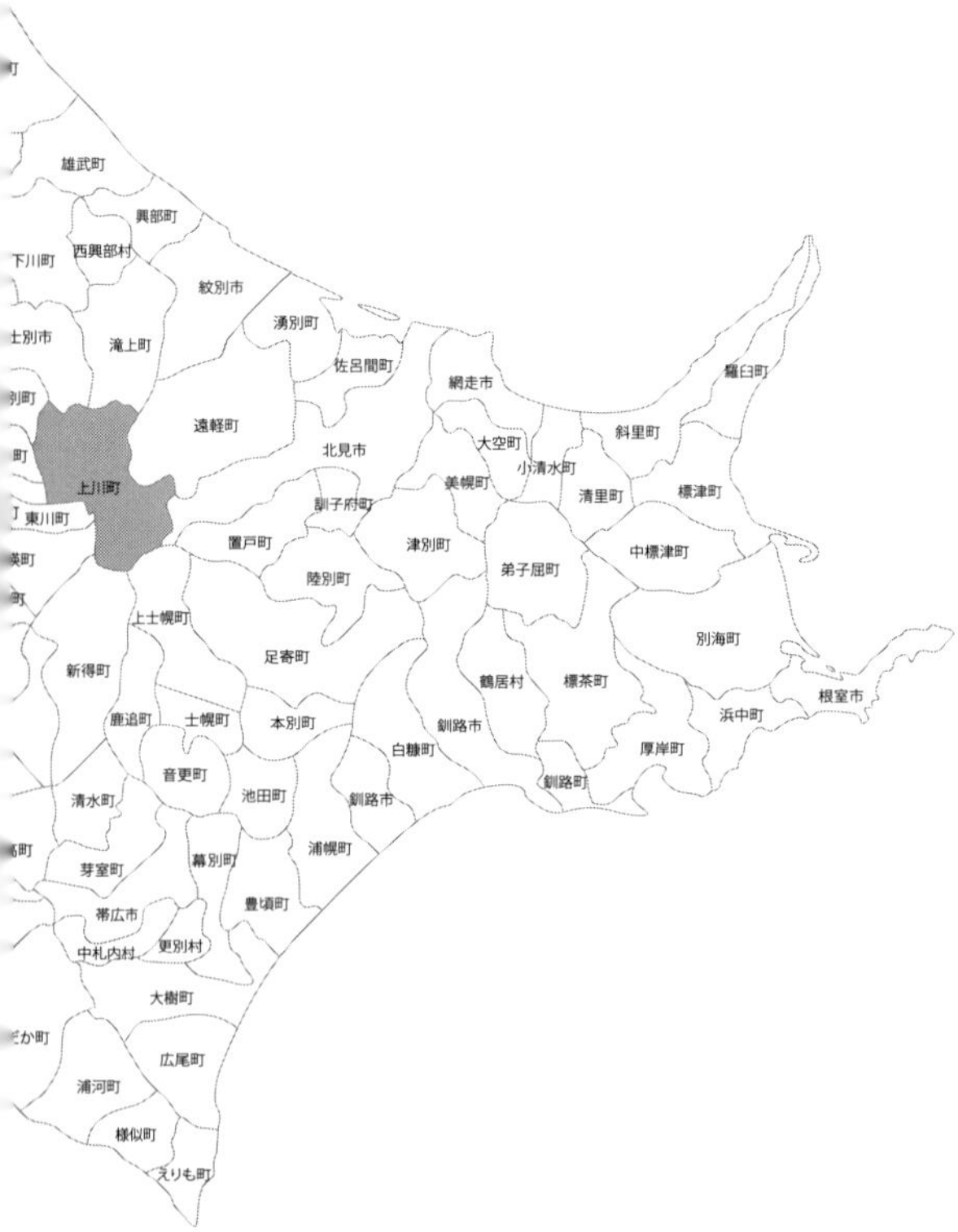
雄武町
興部町
西興部村
下川町
紋別市
湧別町
滝上町
佐呂間町
網走市
羅臼町
遠軽町
斜里町
大空町
北見市
小清水町
美幌町
上川町
標津町
清里町
訓子府町
東川町
置戸町
津別町
中標津町
弟子屈町
陸別町
上士幌町
別海町
足寄町
新得町
鶴居村
標茶町
根室市
鹿追町
士幌町
本別町
浜中町
釧路市
白糠町
厚岸町
音更町
釧路町
池田町
清水町
釧路市
浦幌町
芽室町
幕別町
豊頃町
帯広市
中札内村
更別村
大樹町
広尾町
浦河町
様似町
えりも町

## 〈乳がん死〉が多い町（第1位〜第10位、アミかけ部分）

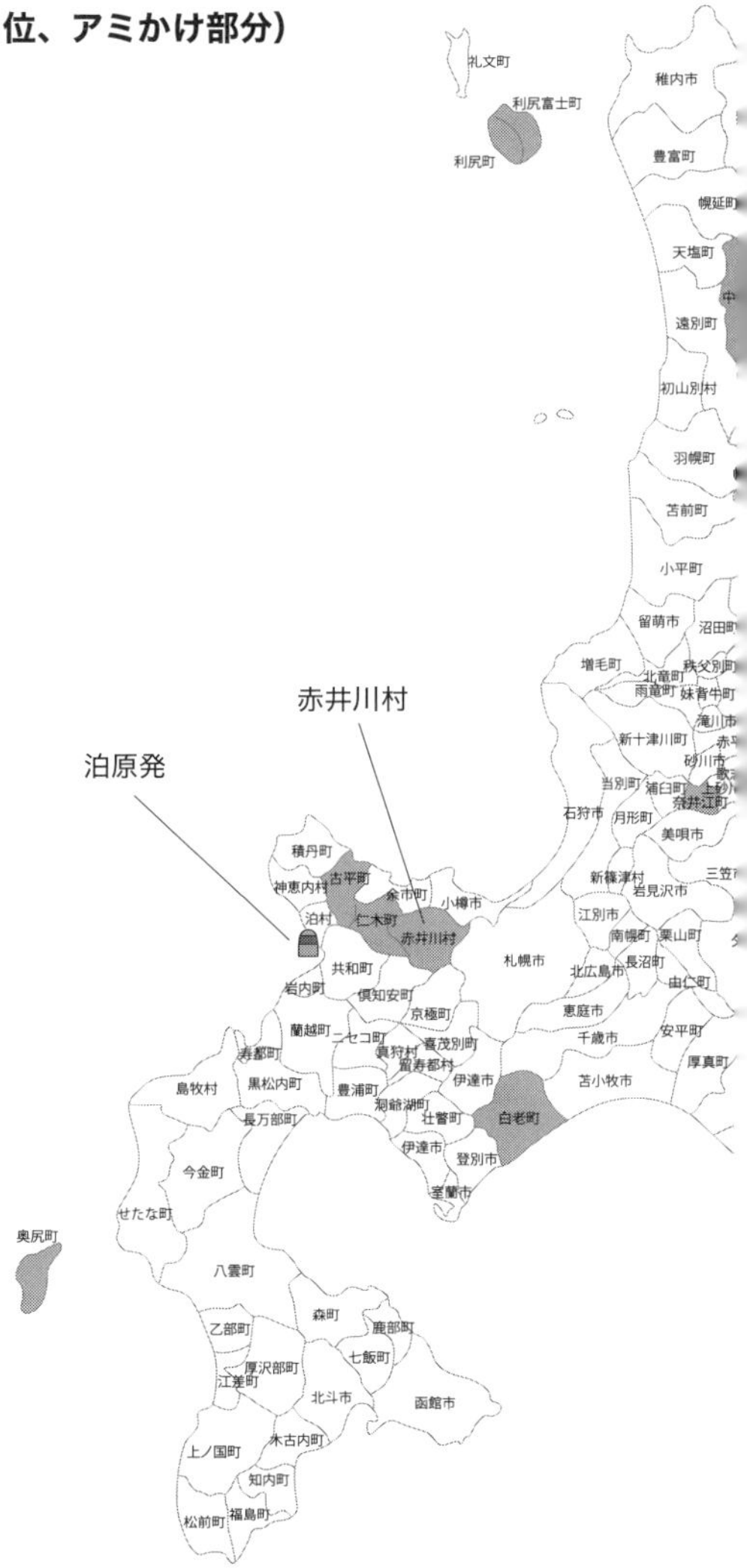

赤井川村は〈乳がん〉だけでなく全体的に〈がん〉が多いことがわかります。

## 〈乳がん死〉第一〇位までの市町村とその原因は?

続いて〈乳がん死〉が多い道内市町村の第一〇位までを挙げてみます。

- 第一位　赤井川村
- 第二位　仁木町
- 第三位　古平町
- 第四位　利尻富士町
- 第五位　中川町
- 第六位　奥尻町
- 第七位　上川町
- 第八位　奈井江町
- 第九位　利尻町
- 第一〇位　白老町

第一位から第三位までが泊原発の近郊の町、他の町は全道各地に点在していることがわかります。

泊原発近郊の町に〈乳がん死〉が多い原因として一つ仮説を立ててみました。それは、泊方面から吹く風が影響しているのではないかということです。〈第I部〉の三二頁に掲げた図をもう一度見てください。泊原発から吹いた場合の風に対して、三町村はみごとに直角に並んでいます。つまり原発からの風（西、南西）をまともに受け止めるような地形に三町村はなっているのです。

では、泊原発からの風と〈がん〉がどう関連しているのか。ここで、「ヨウ素１３１」について説明しておきます。

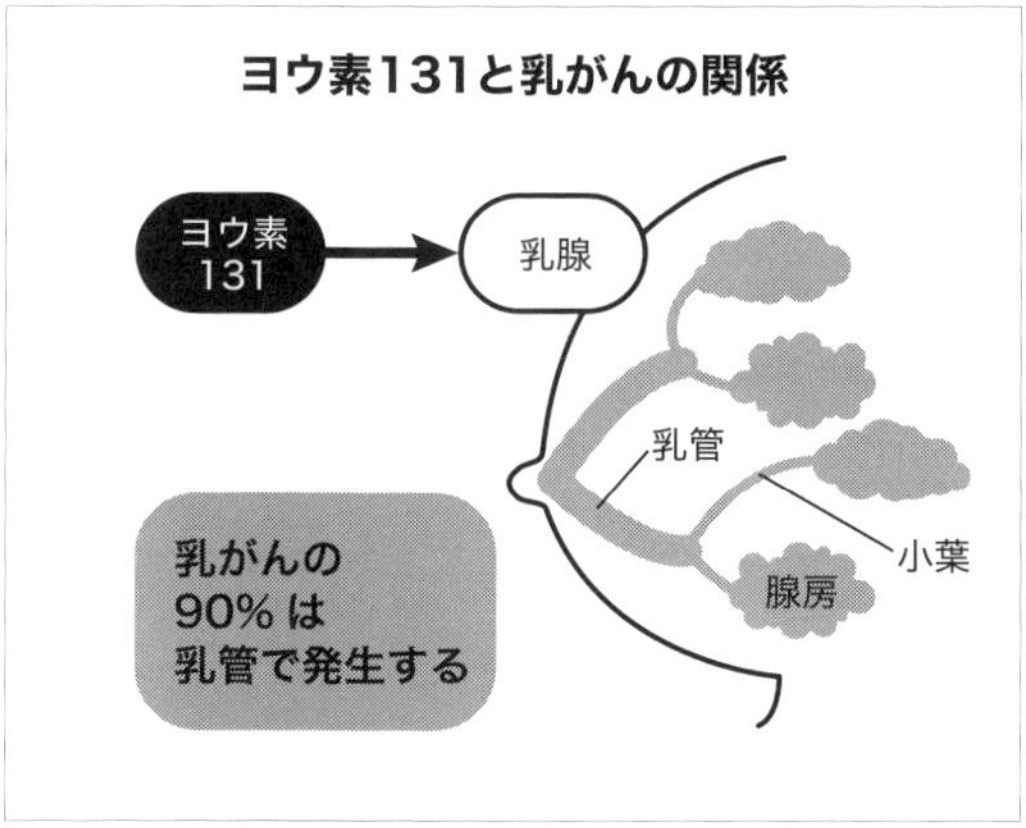


## 〈ヨウ素131〉と〈乳がん〉の関係について

原発の燃料はウラン２３５です。このウラン２３５に「火種」である中性子をぶつけると核分裂が起きます。そのときヨウ素１３１（気体）がたくさん出来ます。

このヨウ素１３１は気体なので原子炉内に完全に封じ込めることはできません。原発の煙突から少しずつ外へ出さなくてはならないのです。放射線量としては微量ですが、原発が運転されると必ず放射性物質であるヨウ素１３１は大気中に排出されているのです。

放出されたヨウ素１３１は次のようにして人の体に取り込まれます。

・喉のところにある甲状腺に入る。
・女性の乳腺（小葉と腺房）にも入る。

「乳腺」とは母乳を造るところです。ただし〈乳がん〉の九〇パーセントは、乳腺ではなく母乳が通る「乳管」で発生しています。（ちなみに数は少ないですが〈乳がん〉には男性もなります。）

ヨウ素131は、ベトベトしたタイプの放射性物質で、髪に付着すると一度くらい洗ってもなかなか取れません。

## 泊原発が出す〈気体廃棄物〉

以下に掲げる数値は泊原発1号機・2号機・3号機から排出された「気体廃棄物」の合計で、単位はベクレルです。「気体廃棄物」は「希ガス」とも言われます。ただし厳密に言うと〈希ガス〉の定義は化学的に別にあるので、ここで私が言う〈希ガス〉とは「泊原発から排出される気体のすべて」と考えてください。

泊原発における〈希ガス〉の年間の管理値は、一・三×一〇の一五乗ベクレル。数字にすると一三〇〇〇〇〇〇〇〇〇〇〇〇〇〇です。一三〇兆ベクレルということです。

一九八九年度から二〇一一年度までの泊原発から排出された希ガスは、年間の管理値の三分の二程度になります。たとえば二〇一一年度に排出された希ガスは、一・七×一〇の九乗ベクレル。一七〇〇〇〇〇〇〇〇＝一七億ベクレルです。また、三・一一後の二〇一二年度からは泊原発が全停止しているため、排出された希ガスは「検出限界以下」となっています。

さて、泊原発における〈希ガス〉ヨウ素131の年間管理値は一・二×一〇の一〇乗ベクレル。一二〇〇〇〇〇〇〇〇〇＝一二〇億ベクレルです。

調べてみると、泊原発1号機が営業運転を始めた一九八九年度から、ほとんどの年度で、ヨウ素131は「検出限界以下」になっています。ただ、二〇〇七年度は一・二×一〇の五乗ベクレル、二〇〇九年度は八・七

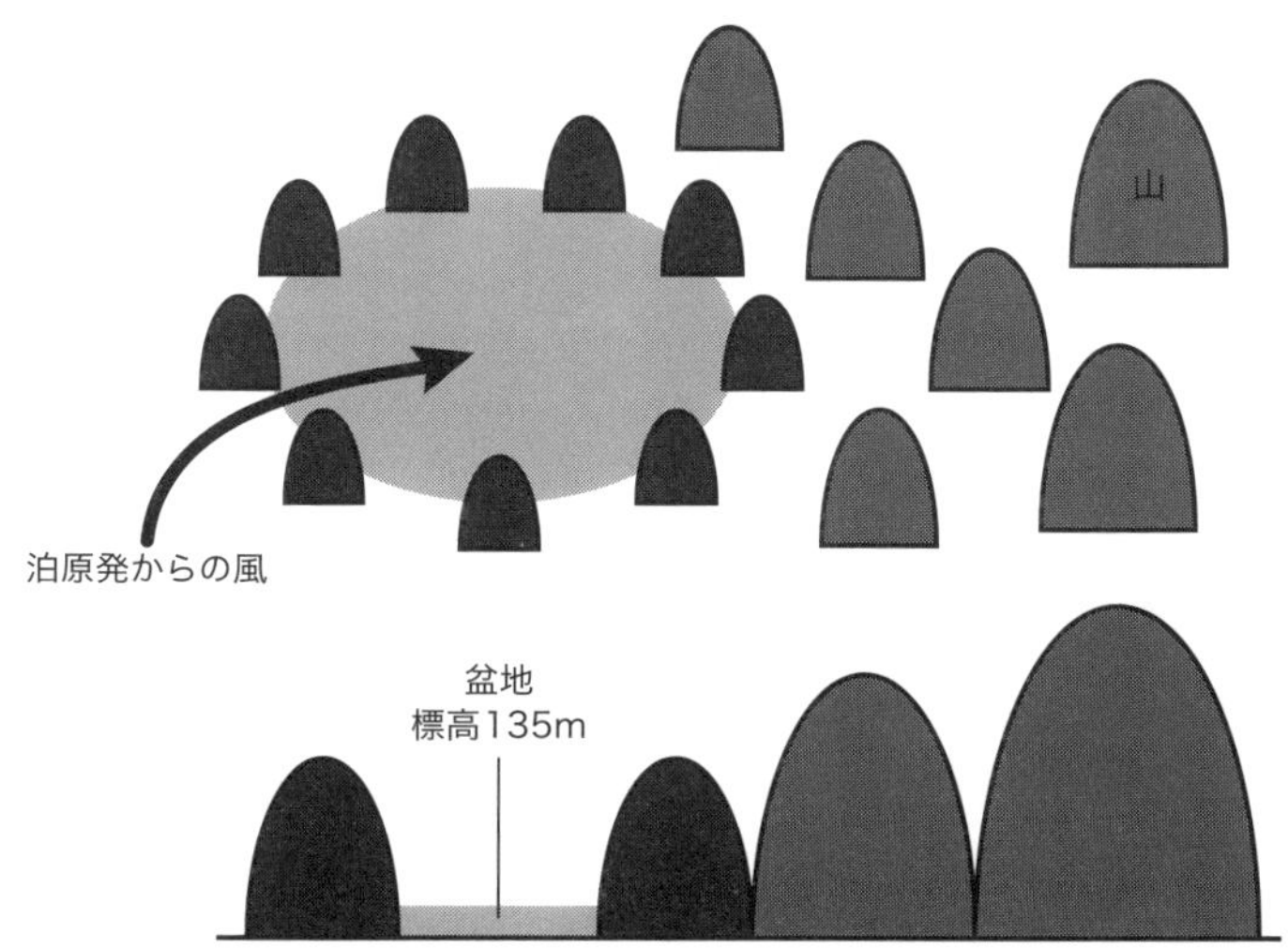


赤井川村の地形

×一〇の四乗ベクレル、二〇一一年度は六・九×一〇の五乗ベクレル（六九万ベクレル）となっています。この三年度だけは他の年度のように「検出限界以下」ではなく「年間管理値を下回っているだけ」なのです。なぜそうなのかはわかりません。

また、ヨウ素131も二〇一二年度以降は〈希ガス〉全体と同じく「検出限界以下」になっています。

こうした泊原発から希ガスとして出ている〈ヨウ素131〉が泊近郊三町村の〈乳がん死〉に影響を与えているのではないでしょうか。そのことを裏付ける一つの傍証として〈乳がん死〉が全道第一位の赤井川村の地形についても説明します。

## 赤井川村の地形の特色——盆地、カルデラ

赤井川村は人口が約一一五〇人（二〇一五年）、地形は盆地です。

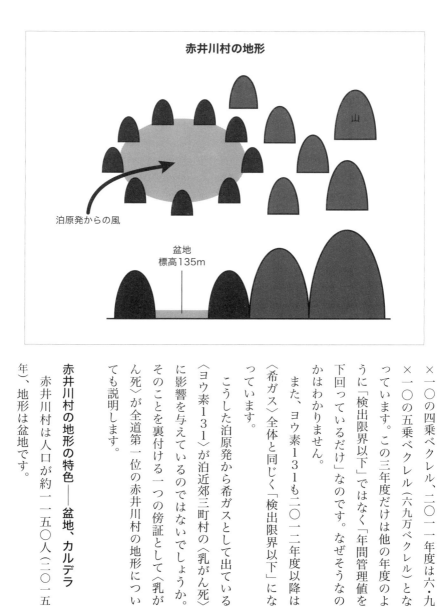

赤井川盆地は五〇〇メートル級の低い山に囲まれ、それらの山の背後にはさらに七〇〇メートル、一〇〇〇メートル、一四〇〇メートルの山々がカタツムリのようにぐるりと盆地を取り囲んでいます。そのため仮に泊原発の方向から風が吹いてきたとしても、周りの山々に遮られて赤井川村に風の影響はなさそうに思えます。

しかし赤井川村と泊原発との間にある山は周りの他の山と比べると低いのです。五〇〇メートルの山しかありません。そのため、村の盆地には西の泊方向からの風が入る形になっています。

赤井川村の標高は約一三五メートル。周りが五〇〇メートル以上の山々ですから、深さ三六五メートルの大きなお鍋の底に村があることになります。もともと赤井川盆地は「堆積《たいせき》盆地」と言われ、遥か昔にあったカルデラ湖が砂や土砂で埋まり、盆地になったという説が有力です。ですから盆地には、砂や土砂ばかりでなく、放射性物質などの有害物質も滞留しやすいという特徴があるのではないかと私は考えています。

〈乳がん死〉第二位の仁木町と第三位の古平町も、やはり山が町の一部を形成しています。仁木町は人口が約三五〇〇人（二〇一五年）で山に囲まれており、古平町は人口が約三四〇〇人（二〇一五年）で町全体が海に面してはいるものの背後に山が連なっています。

## 2 泊原発が運転する前と運転した後の変化

### 泊原発の運転前と運転後の状況

ここで泊原発の運転前と運転後の道内市町村の〈乳がん死〉について見ていきましょう。運転前のデータは『北海道における主要死因の概要1』（一九八二－一九八九年＝八年間）、運転後のデータは『北海道における主要死因の概要8』（二〇〇三－二〇一二年＝一〇年間）によります。

まず北海道全体の変化を見てみます。

〈全道の「乳がん死」の人数〉

・運転前は八年間で二〇四五人、一年に約二〇五人が〈乳がん〉で死んでいます（北海道の人口は約五七〇万人）。

・運転後は一〇年間で五七二〇人、一年に約五七〇人が〈乳がん〉で死んでいます（北海道の人口は約五四〇万人）。

一年あたりで比較すると、約三〇年で〈乳がん死〉は二・八倍に増えています。

北海道の人口が少しずつ減り、さらに医学は進歩しているにもかかわらず、北海道の〈乳がん死〉は急上昇しているのです。

では〈乳がん死〉が突出して多い赤井川村の原発運転前後の変化はどうでしょうか。

〈赤井川村の「乳がん死」の人数〉

・運転前は〈乳がん死〉二人。SMR三六五で全道第一位でした（人口は約一五〇〇人）。

・運転後は〈乳がん死〉五人。SMR四〇五で全道第一位でした（人口は一一五〇人）。

人口は減っているのに赤井川村の〈乳がん死〉は増えていました。ただ、運転前も運転後も赤井川村が全道第一位でしたから、いっけん原発とは関係ないようにも見えます。
さらに詳しくデータを見ていきましょう。

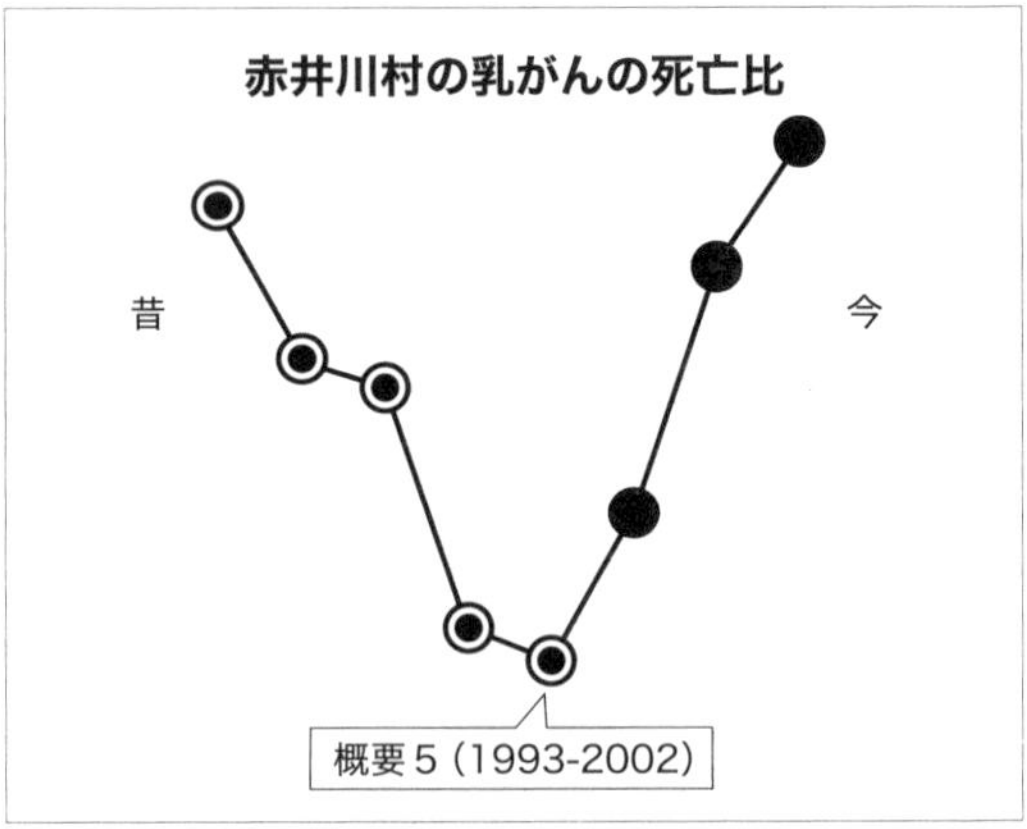


## 赤井川村を詳しく見てみる

『北海道における主要死因の概要1』から『概要8』まで八冊の「死亡比（SMR）」のデータから、赤井川村の〈乳がんの死亡比〉を見てみましょう。

・『概要1』では赤井川村はSMR三六五で全道第一位です。
・『概要2〜4』では急に下がっています。
・『概要5』ではさらに下がりSMR九九となっています。八冊のデータ中最低です。
・『概要6・7』では上昇に転じ、『概要8』ではSMR四〇五でふたたび全道第一位となります。
・『概要5』は一九九三-二〇〇二年の一〇年間のデータで、泊原発一号機・二号機の運転開始後のデータとなります。そして『概要8』のデータは『概要5』のデータから一〇年後のデータということになります。この一〇年の間に赤井川村で〈乳がん死〉が急上昇してることになります。このことをどうとらえればよいのでしょうか。

その推測の前に〈乳がん死〉の「人数の変化」について見てみましょう。

〈乳がん死の人数の変化〉

死亡比（SMR）だけでは実感が湧かないので、『北海道における主要死因の概要1～8』の死亡数の変化を調べ、〈（1）＝『概要1』の人数〉↓〈（8）＝『概要8』の人数〉の順で並べてみました。

・赤井川村

（1）二人
（2）二人
（3）二人
（4）一人
（5）一人
（6）二人
（7）四人
（8）五人

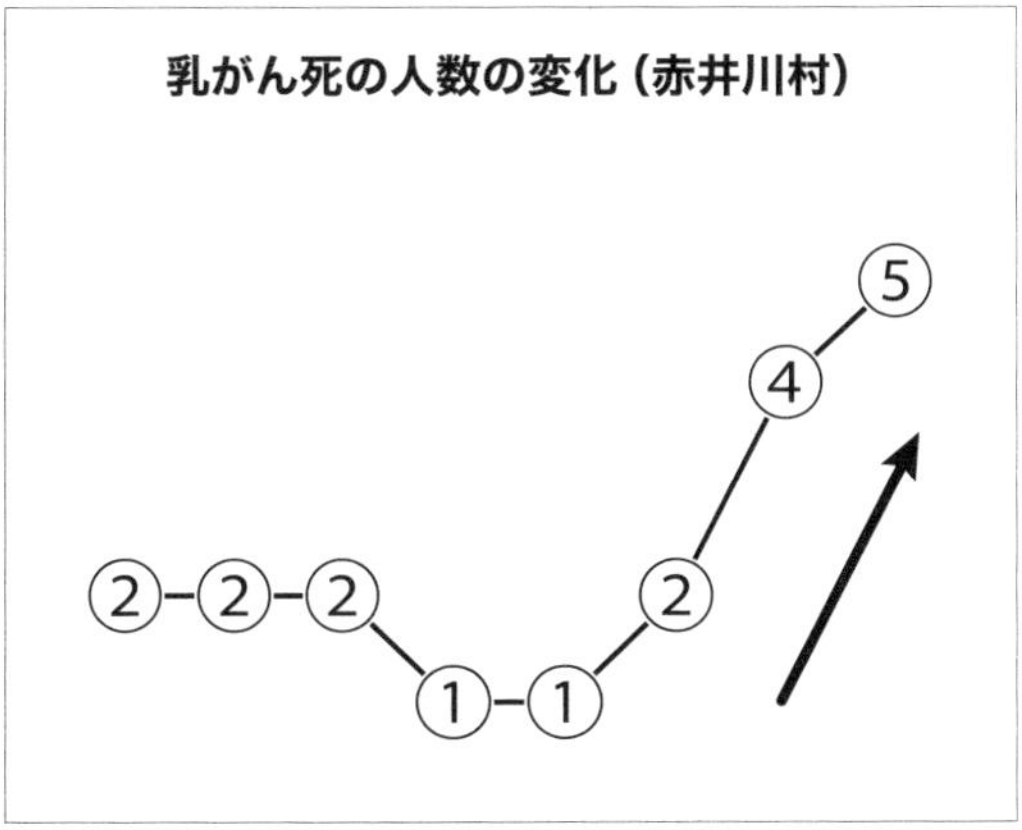


赤井川村では原発運転前は一～二人だった〈乳がん死〉が、運転後一〇年経った（8）から五人に増えていることがわかります。

・古平町
(1)四人
(2)五人
(3)三人
(4)五人

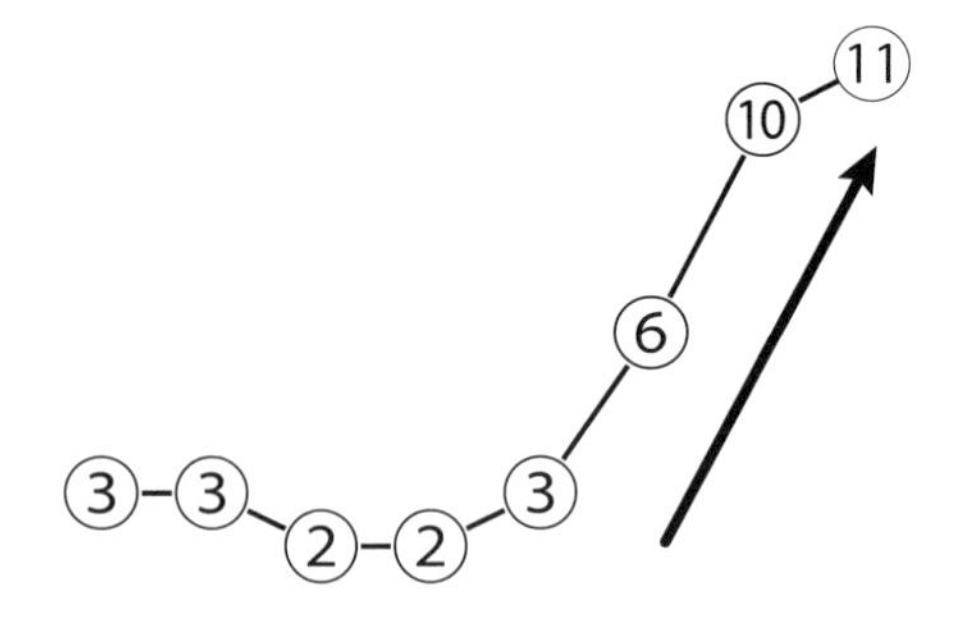

乳がん死の人数の変化（仁木町）

・仁木町
(1)三人
(2)三人
(3)二人
(4)二人
(5)三人
(6)六人
(7)一〇人
(8)一一人

仁木町でも原発運転前は二〜三人だった〈乳がん死〉が、運転後の(6)から増え、運転後一〇年経った(8)では一一人に増えていることがわかります。

(5)四人
(6)五人
(7)六人
(8)九人

古平町では原発運転前は四〜五人だった〈乳がん死〉が運転後の(6)から増え、運転後一〇年経った(8)では九人に増えていることがわかります。

赤井川村・仁木町・古平町で同じように『概要5』『概要6』のあたりから〈乳がん死〉が増えたことはいったい何を意味するのでしょうか。

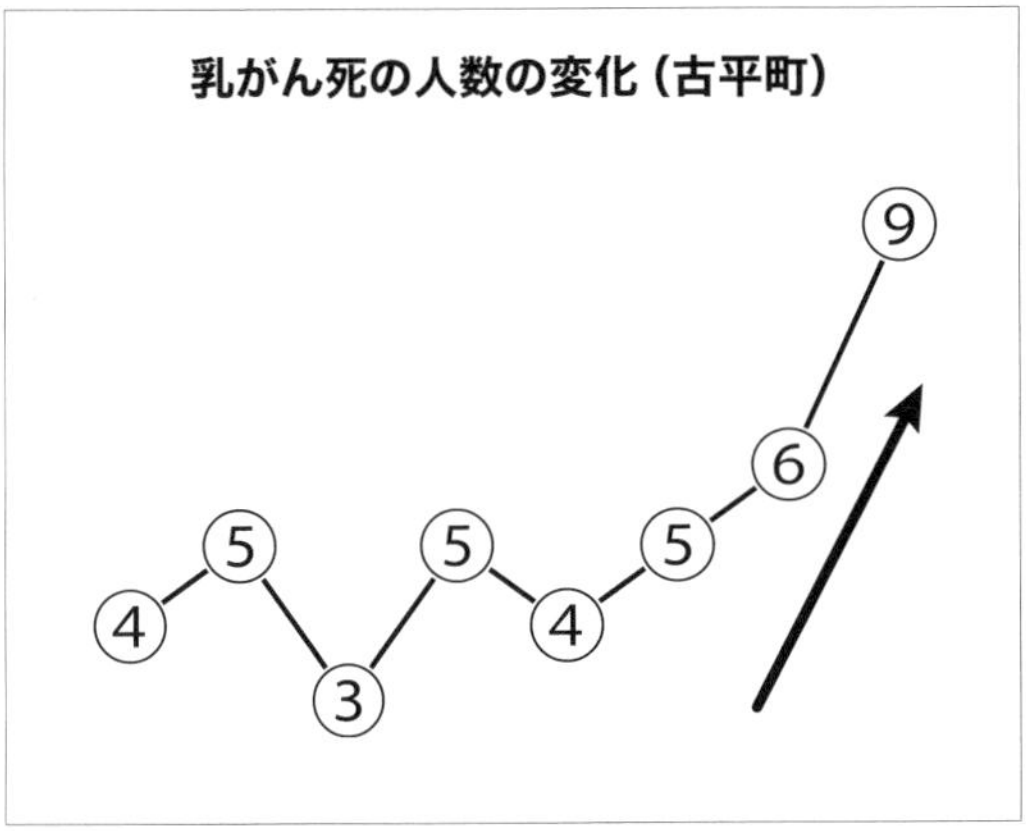


## 後志全体と赤井川村グループとの比較

後志地域には二〇市町村あり、赤井川村・仁木町・古平町は地理的に一つのグループと言えます。そこでこの三町村について『概要5』(一九九三-二〇〇二)と『概要8』(二〇〇三-二〇一二)で〈乳がん死の人数〉を調べてみました。

・北海道全体　四二二一人　↓　五七二〇人(一・四倍)
・後志地域全体　二七三人　↓　二八八人(一・一倍)

・余市町　八人　↓　二三人　（二・〇倍）
・赤井川村グループ合計　九人　↓　二五人（三・〇倍）
・余市町と赤井川村グループを除いた残り一六市町村の合計　二五一人　↓　二三二人（〇・九倍）

後志地域全体では一倍なのに、赤井川村グループが三倍と異常な倍率を示していることがわかりました。

**後志全体の各市町村別乳がん死による死亡数の増減**

『概要8』の〈乳がん死〉から『概要5』の〈乳がん死〉を引いてみる。

増えていた市町村は八で内訳は以下の通り。
小樽市＋四、余市町＋一七、古平町＋五人、仁木町＋八人、赤井川村＋四、共和町＋三人、神恵内村＋二人、島牧村＋三人。

減っていた町村は一〇で内訳は以下の通り（－はマイナス）。
泊村－二人、岩内町－三人、寿都町－三人、蘭越町－二人、倶知安町－七人、京極町－七人、ニセコ町－一人、真狩村－一人、喜茂別町－一人、積丹町－四人。

変化のない町村は二。
黒松内町±０人、留寿都町±０人。

神恵内村と島牧村を除くと、増えている市町村グループと減っている市町村グループはいずれも地理的に固まっていることがわかりました。

## 泊原発から一六〇キロ以内と以遠の関係について

泊原発から一六〇キロ以内と一六〇キロ以遠を比べてみました。『概要6』（一九九六－二〇〇五年）の〈乳がん死〉の死亡比を拡大した北海道地図に書き入れて計算してみました。

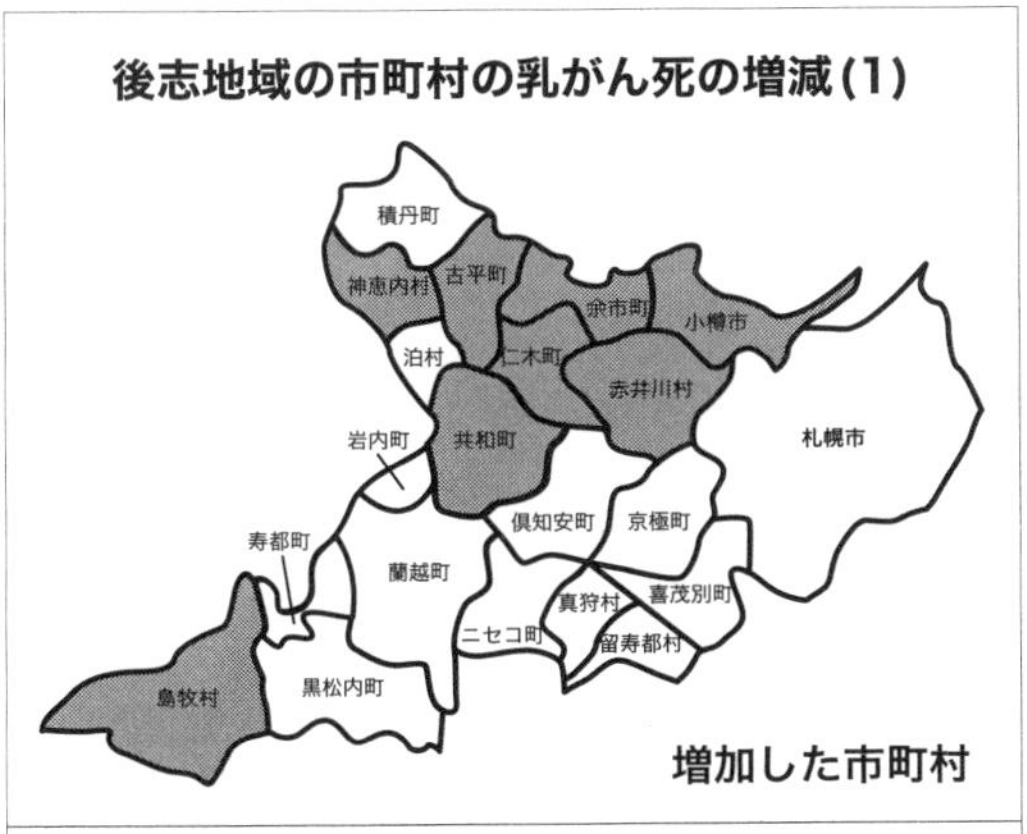


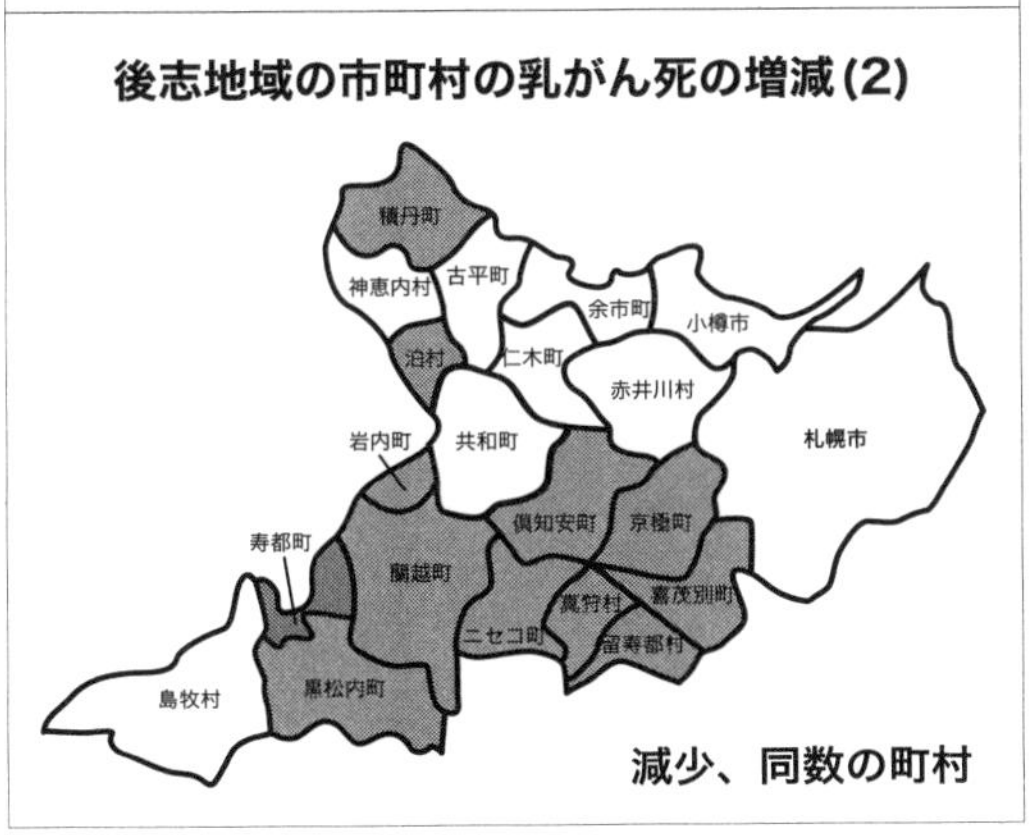


・一六〇キロ以内（原発圏内）の平均は、SMR一〇三・三。

・一六〇キロ以遠（原発圏外）の平均は、SMR九三・五。

原発圏内のほうが原発圏外よりも約一〇ポイント高かったことがわかりました。これはアメリカの統計学者グールドが得たアメリカの調査結果とほぼ同じ結果でした。衝撃的な結果です。

私は計算期間を一九八二年から二〇〇五年までの二四年間に延ばし、もう一度死亡比を比べてみました（『概要1』から『概要6』のデータを使用）。

・泊原発から一六〇キロ以内と一六〇キロ以遠を比べた。
一六〇キロ以内が以遠より一一ポイント高かった。

・泊原発から一〇〇キロ以内と一〇〇キロ以遠を比べた。
一〇〇キロ以内が以遠よりも一四ポイント高かった。

・泊原発から五〇キロ以内と五〇キロ以遠を比べた
五〇キロ以内が以遠より二〇ポイント高かった。

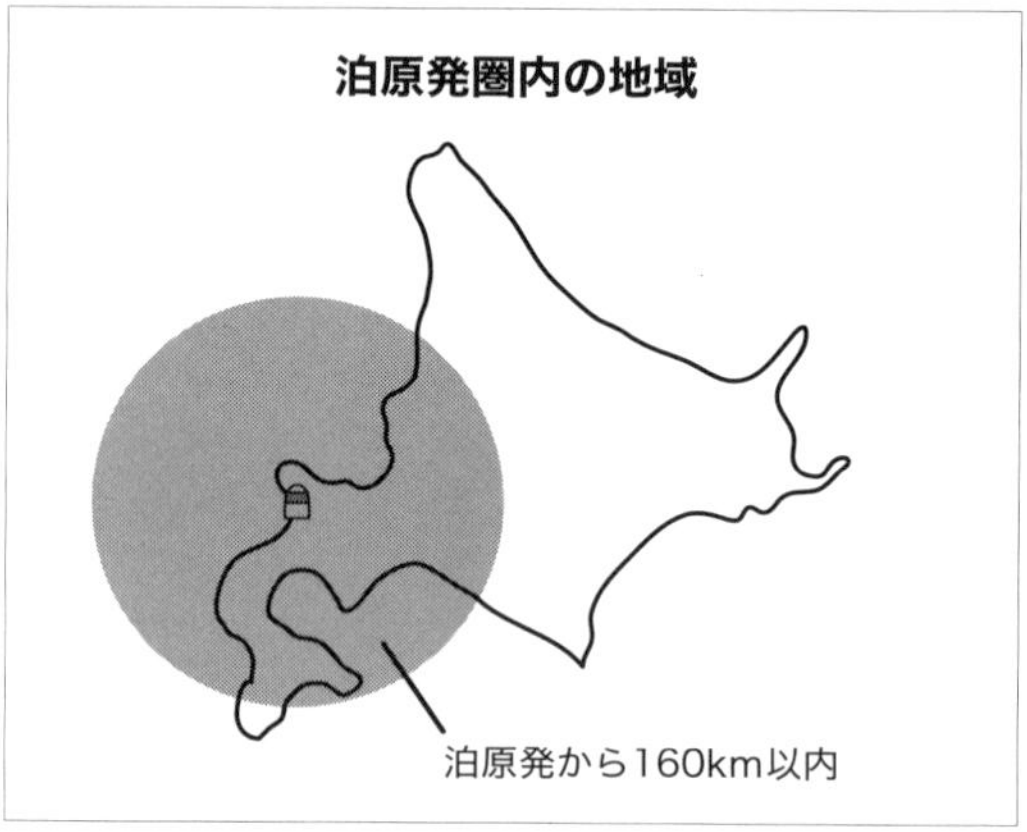


右のように、泊原発に近づいて区分けするほど、その距離以内のポイントが高くなっていきました。

## 〈雨量〉と〈乳がん死〉の関係

私たちの頭上にある「空」――。その上空の大気中には、核実験などで出た〝死の灰〟（放射性物質）をはじめとする有害物質が漂っています。「水蒸気」はそれらの物質を「芯《しん》」として周りにくっつき、「雨」として地上に降ってきます。「雨」の水滴には「死の灰」が混じっているということです。「雨」は、そういう意味で非常に危ないものなのです。

アメダスから後志地域の雨量を調べてみました。二四年間（一九八二―二〇〇五年）の平均値からわかったことは次のようなことです。

・泊原発から一六〇キロ以内は、以遠より雨量が一七五ミリ多い。
・泊原発から一〇〇キロ以内は、以遠より雨量が一六〇ミリ多い。
・泊原発から五〇キロ以内は、以遠より雨量が一一〇ミリ多い。

泊原発から一六〇キロ以内のほうがそれ以遠より〈雨量〉も〈乳がん死〉も多いということです。あきらかに〈雨と乳がん死〉には相関性があると言えるでしょう。

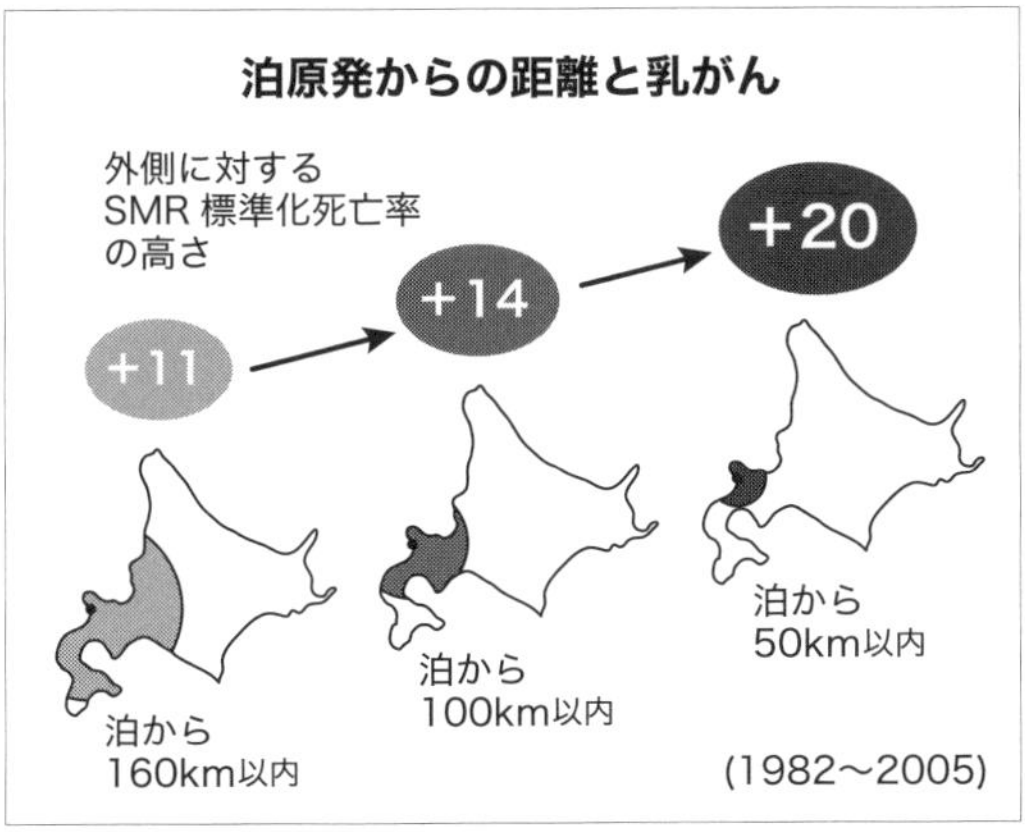


## 3 札幌など五大都市の〈乳がん死〉

### 五つの都市の〈雨量〉と〈乳がん死〉

次に北海道の主要都市である「札幌」「函館」「旭川」「小樽」「帯広」の五つの〈雨量〉と〈乳がん死〉の関係を見てみましょう（二四年間の平均値の比較）。

・第一位　小樽市
・第二位　函館市
・第三位　札幌市
・第四位　旭川市
・第五位　帯広市

ここでも乳がん死と雨量が強い相関性を示していました。
第一位の小樽市と第五位の帯広市を比べてみると、

・帯広市の平均雨量は八八六ミリ、小樽市の平均雨量は一一八二ミリ。小樽市のほうが帯広市より一・三倍雨量が多いことになります。
・帯広市の乳がん死はSMR九九、小樽市の乳がん死はSMR一四一。小樽市のほうが帯広市より一・四倍乳がん死が多いことになります。

小樽市と帯広市を比べてみると〈雨量〉と〈乳がん死〉の倍率がほぼ同じという結果でした。私の仮説が裏付けられているように思えます。

## チェルノブイリの時の〈雨量〉と〈乳がん死〉

一九八六年、旧ソ連でチェルノブイリ原発事故が起こりました。そのとき、チェルノブイリから八〇〇〇キロ以上離れている日本にも死の灰が降りました。秋田県にある気象庁の観測所が通常の一〇倍のセシウム134を観測したのです。セシウムを観測したということは、ヨウ素131も飛んできたことになります。

一九八六年は、東北地方で雨が多かった年でした。それから一〇年後の一九九六年、東北地方では〈乳がん死〉が通常の五倍となっています。この「一〇年後」ということには意味があったのです。広島・長崎で被爆した人たちのデータから、医学的に〈内部被ばく〉をしてから〈乳がん死〉で亡くなるまでの期間は「一〇年」という研究結果があります。チェルノブイリで起きた原発事故から東北地方の〈乳がん死〉の増加までの一〇年と広島・長崎で得た被ばく者の医学データとが一致しているのです。

このことはとりもなおさず、赤井川村などで『概要5』から『概要8』に至る一〇年間のうちに〈乳がん死〉が上昇している事実を裏付けています。

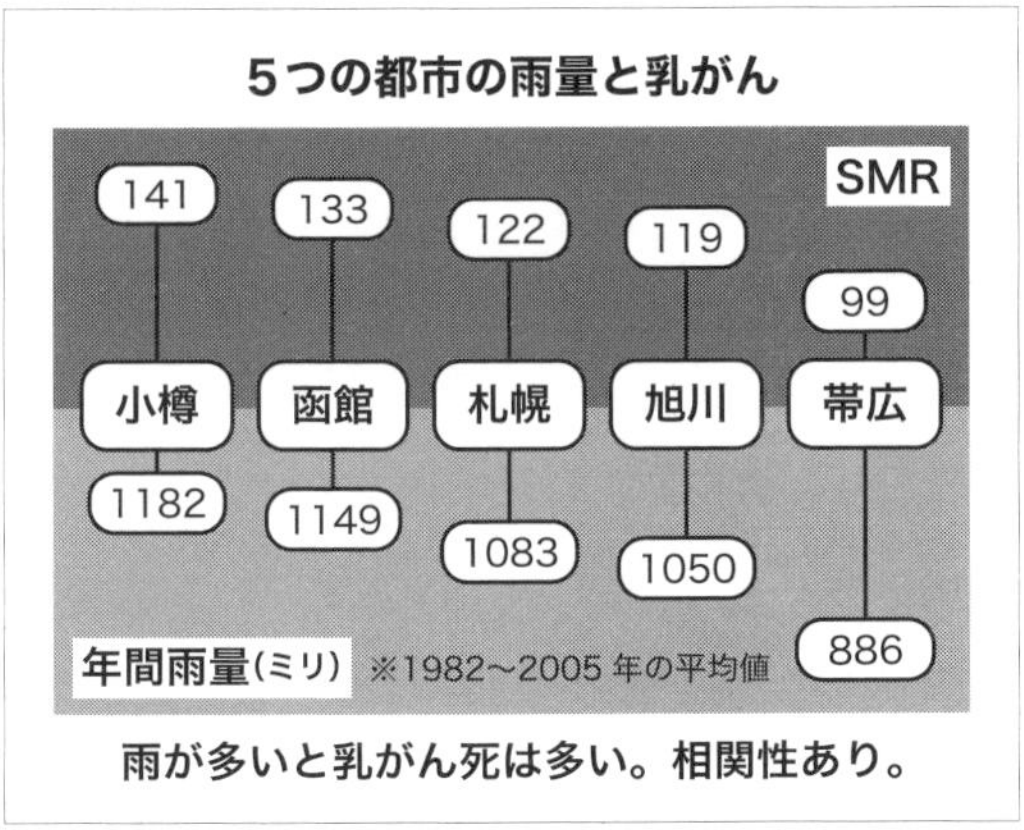


**赤井川村などの雨量**

一九九〇–二〇一四年の一五年間の平均雨量は、

・余市町一三四六ミリ、赤井川村一三三五ミリ、小樽市一二八三ミリで、雨量が多い。

・共和町は九八〇ミリと雨量は少なかった。

## 風向きと赤井川村の関係

余市町の風の向きをアメダスで調べてみると、一年間を通じて〈南西の風〉がとても多いことになっています。〈南西の風〉と言えば、つまり泊原発の方角から余市町に向かって風が吹いているということになります。泊原発からの〈南西の風〉が、地形などの関係で赤井川村、仁木町、古平町に入り込んでいるのではないかと推測されるのです。その意味で赤井川村などは、泊原発の風下に当たると言えます。平野部の共和町は、〈西北西〉の風下です。

## 〈乳がん死〉の原因となる四つの要素

ここまでの調査から、〈乳がん死〉の原因となる四つの要素を私なりにまとめてみると、泊原発の（1）風下であること、（2）年間雨量が多いこと、（3）風が入り込む盆地であること、（4）泊原発からの一六〇キロ以内の距離にあること、となります。それを実際に〈乳がん死〉の多い泊原発の近隣市町村に当てはめて見てみましょう。

・余市町は、（1）南西の風下で、（2）多雨で、（4）泊原発からの距離が二五キロ。↓「乳がん死」（ＳＭＲ）第二四位。

・赤井川村は、（1）南西の風下で、（2）多雨で、（3）盆地で、（4）泊原発からの距離が二四キロ。↓「乳がん死」（ＳＭＲ）第一位。

・小樽市は、（1）南西の風下で、（2）多雨で、（4）泊原発からの距離が四二キロ。↓「乳がん死」（ＳＭＲ）第三九位。

・共和町は、西北西の風下で、少雨で、（4）泊原発からの距離が一〇キロ。↓「乳がん死」（SMR）第二八位。

共和町は（1）（2）（3）には当てはまらないが、（4）の泊原発からの距離が非常に近いために第二八位となっていると思われます。

## 〈乳がん死〉の原因はやはり泊原発の可能性が高い

以上のような観点から見て、泊原発から放出されている微量なヨウ素131が近隣市町村の〈乳がん死〉を増やしている可能性がとても高くなったと思います。もちろん〈乳がん死〉の原因はヨウ素131だけとは限らないので、泊原発だけが原因とは断定はできません。しかし、死亡比の数値や風向きや雨量、地形などを踏まえていくと、泊原発の影響を取り除くこともはやできません。

やはり〈乳がん死〉においても「泊原発周辺」で〈過剰死〉が起きていると考えられます。今後、泊原発が再稼働となれば、さらに〈乳がん死〉が増えていくと考えられます。

## 「赤井川村の隣」の札幌市のがんの状況

意外と知られていませんが、赤井川村の東隣には山を挟んで道都・札幌市があります。赤井川村と札幌市の間にある山々は一〇〇〇～一四〇〇メートル級なので、ちょうど大きな壁があるようなものです。また、赤井川村と札幌市を直接結ぶ道路もありません（国道も道道も小樽市経由）。そのせいか札幌市民でも赤井川村と札幌市が隣接していることに気づいている人は少ないと思います。しかし札幌市は、泊原発から約七〇キロと言われるような〈原発圏内〉に位置しているのです。いや、正確に言うと、赤井川村との境界線である手稲区西部の山々までなら、最短距離で泊原発から約四〇キロで札幌市に入るのです。（札幌で最も泊原発から離れたところは厚別区で約八〇キロ。）

『概要8』（二〇〇三－二〇一二）の〈死亡比〉で札幌市の場合を見てみましょう。

・悪性新生物では、ＳＭＲ一〇六／全道平均一〇六。
・八がんでは、ＳＭＲ一〇七／全道平均一〇八。
・乳がん死では、ＳＭＲ一一八／全道平均一〇五

悪性新生物や八がんでは、全道平均とほぼ同じでしたが、〈乳がん死〉では、平均よりも一三ポイント高く、全道で第三一位です。

北海道の全人口のおよそ三分の一がいる札幌市（約一九〇万人）には一〇区があります。今度はその区ごとに〈乳がん死〉のＳＭＲと全道での順位を見てみましょう。

・「中央区」はＳＭＲ一三二で第一七位。
・「東区」はＳＭＲ一二五で第二三位。
・「西区」はＳＭＲ一二一位。
・「豊平区」はＳＭＲ一二三で第二五位。
・「白石区」はＳＭＲ一二一で第二八位。
・「南区」はＳＭＲ一一三で第四〇位。

・「清田区」はＳＭＲ一一二で第四一位。
・「手稲区」はＳＭＲ一一一で第四三位。
・「厚別区」はＳＭＲ一〇七で第五〇位。
・「北区」はＳＭＲ一〇五で第五四位。

一〇区を比べてみると、「中央区」がＳＭＲ一三二で市内第一位です。第二位・第三位の「東区」「西区」もかなり高いことがわかります。札幌市の区では第四位の「豊平区」もＳＭＲ一二三で「余市町」と同じです。全道的にみても高いと言えます。「白石区」のＳＭＲ一二一も「共和町」と同じで、全道順位からいえば第二八位と高くなっています。

石狩平野の中心に位置する札幌市は面積は広く、南区と西区の一部が山となっている以外は平坦ですので、なぜ札幌市でこのように〈乳がん死〉が高いのか、現時点ではわかりません。

### 赤井川村の農産物とヨウ素131について

赤井川村は、農業の村として頑張っています。無農薬のお米や野菜、低農薬のスイカやメロン、イチゴなどを作っています。私もスイカなどを食べたことがありますが、とてもやさしい味でおいしいものばかりでした。しかし、私の仮説では、赤井川村には雨や風を通じて泊原発からの影響を受けているのではないかと考えられます。

仮に、泊原発からヨウ素131が赤井川村の盆地に入ってきているとします。ヨウ素131の量は微量です。半減期は八日で短いものです。ですから、赤井川村の地面にヨウ素131が積もるということは考えられません。野菜の葉などにも、ヨウ素131が付着するということも考えられません。

福島第一原発事故の時、ヨウ素131が広島型原発の二・五倍放出されました。

その時、北海道にもヨウ素131が飛んできていました。泊原発の近くにある北海道原子力環境センター（共和町）が二〇一一年三月から四月にかけて、福島からのヨウ素131を観測しています。とても厳密に測定されたものです。空気中では、一立方メートル当たり、〇・〇六ベクレルで、降下物として地面に付着した量は、一平方メートル当たり二・五ベクレルでした。空気中と地面のヨウ素131は、一カ月過ぎると、未検出の通常に戻っています。

福島から飛んできたヨウ素131と、泊原発が通常運転で出しているヨウ素131では、泊原発から出ている量のほうが少ないということになります。ということで、赤井川村の農産物に悪影響があるとは考えづらいのです。

しかし、繰り返しになりますが、人間の場合は、野菜と違い、たとえヨウ素131の量がごく微量で半減期が八日と短いとしても、長期間にわたって空気と一緒に吸い続けることになれば〈内部被ばく〉へとつながります。

## おわりに

これまでの調査結果の比較検討から、泊原発周辺で〈八がん〉と〈乳がん死〉の全道第一位から第三位が集中していることは泊原発の影響と考えられることが明らかになったと思います。

しかしまだやり残していることがあります。それは〈肺がん〉についてももっと調べなければならないということです。なぜなら泊村と岩内町は、泊原発運転後、〈肺がん死〉が急上昇しているからです。そして北海道全体を見ると、オホーツク海に面した興部町と西興部村が、泊村と岩内町と（数値的にも）同じように〈肺がん死〉が急上昇しているからです。これはなぜなのか、現時点ではよくわかりません。泊村と興部町の急上昇の原因の違いを見つけるためには、さらに細かな調査が必要です。

---

本文をまとめる際には、岩内町で四〇年にわたってともに活動してきた高橋邦男氏（元役場職員・映像カメラマン）、佐藤英行氏（元農協職員・岩内町議会議員）、そして二〇一五年に札幌圏から泊村に移住した瀬尾英幸氏（元食品会社社長）にお力をお借りしました。さらに二〇一六年七月の泊村にあるズリ山（旧茅沼炭鉱）の放射線の調査では、札幌の登山家にご協力いただきました。紙上にてお礼申し上げます。

---

# 4 ［追論］泊原発周辺のがん多発のさらなる要因について

## はじめに

この本の元となった「市民論文」完成直後に、札幌市の知人より核心に迫る指摘と資料をいただくことができましたので「追論」としてここにまとめました。

## 泊原発のごく近くに人が大勢住んでいる

日本の各原発において、原発周辺地域とがんの発生割合を見ていくと、泊原発がある泊村が日本で一番〈がん〉が多発していることになります。その原因は、原発と人の居住距離に関係があります。

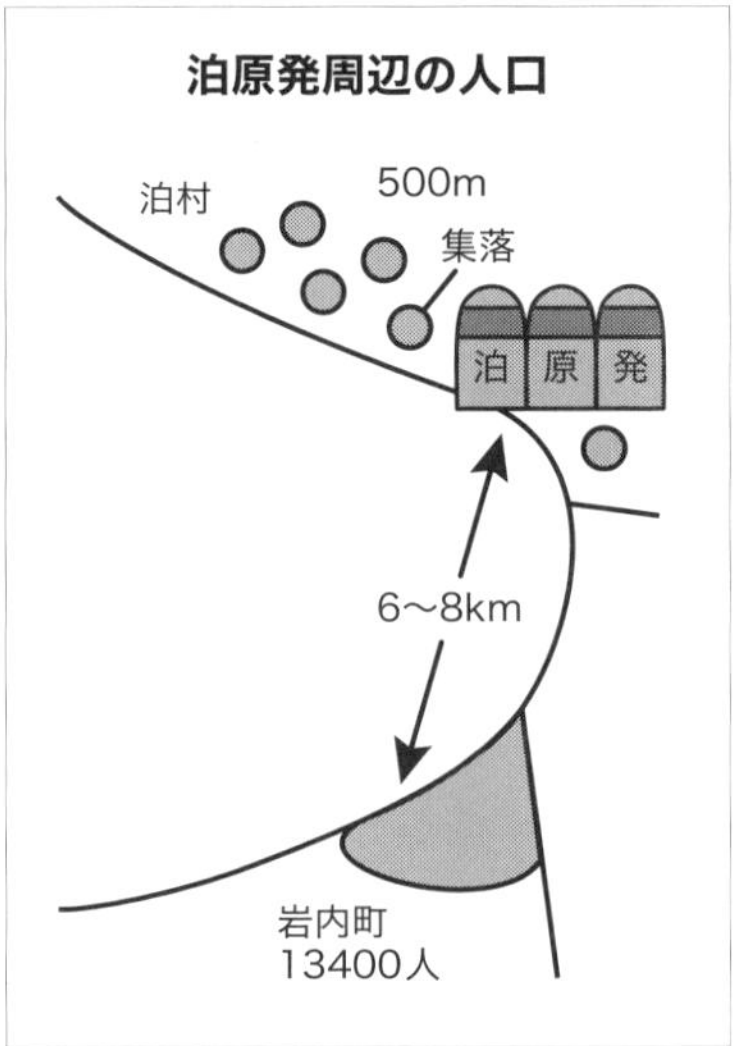


おおむねですが、全国各地の原発の近辺には小さな集落が点在し、原発からやや離れた所に大きな集落があります。それに反して、泊原発の場合は、非常に近い所に多くの人が住んでいることになります。

泊村の人口は、約一七〇〇人です。泊原発を挟んで両側に二つの集落があります。

それぞれの集落と原発との距離は五〇〇メートルです。また、泊村は、山側の一つの集落を除いて海岸に集落が点在しています。泊原発から村の外れまでは約一〇キロありますが、泊原発から五キロ以内に村民の大半の約一五〇〇人が暮しています。

泊村の隣の岩内町は、泊原発から六キロから八キロの狭い範囲に約一万三四〇〇人が暮らしています。単純に原発から半径何キロに何人住んでいるのかということではなく、原発の周辺に実際に何人住んでいるという関係では、泊原発は、各原発の状況とは異なっています。このことが、泊村、岩内町での〈がん多発〉へとつながっていると考えられます。

### 泊原発周辺では風が回っている

積丹半島が関係していると思われますが、泊原発周辺では、風の向きが大きく変化します。南風が次第に東風になり、さらに北風になるという具合に、地上風では、ちょうど半島の付け根にある泊原発を中心に風が回っていることになります。このことは、各アメダスの風向から読み取れますし、実際に岩内町に住んでいる私も実際に風が回っていることを体感しています。

つまり、泊原発の排気筒から放出された放射性物質は、風が回っていることによって、泊原発から三六〇度全方位に飛散していることになります。

## 排気筒の高さと放射性物質の拡散の違い

福島第一原発の排気筒は、高さ一二〇メートル（標高一三〇メートル）あります。これは、原発のタイプが沸騰水型であることと関係があります。沸騰水型は、原子炉内で直接水蒸気を作り、タービンを回転させています。つまり放射能で汚れた水蒸気を使っているため、原発内の汚染状況が加圧水型の泊原発とは大きく異なります。それで、放射性物質をより遠くへ飛ばすため、排気筒は高く作られています。

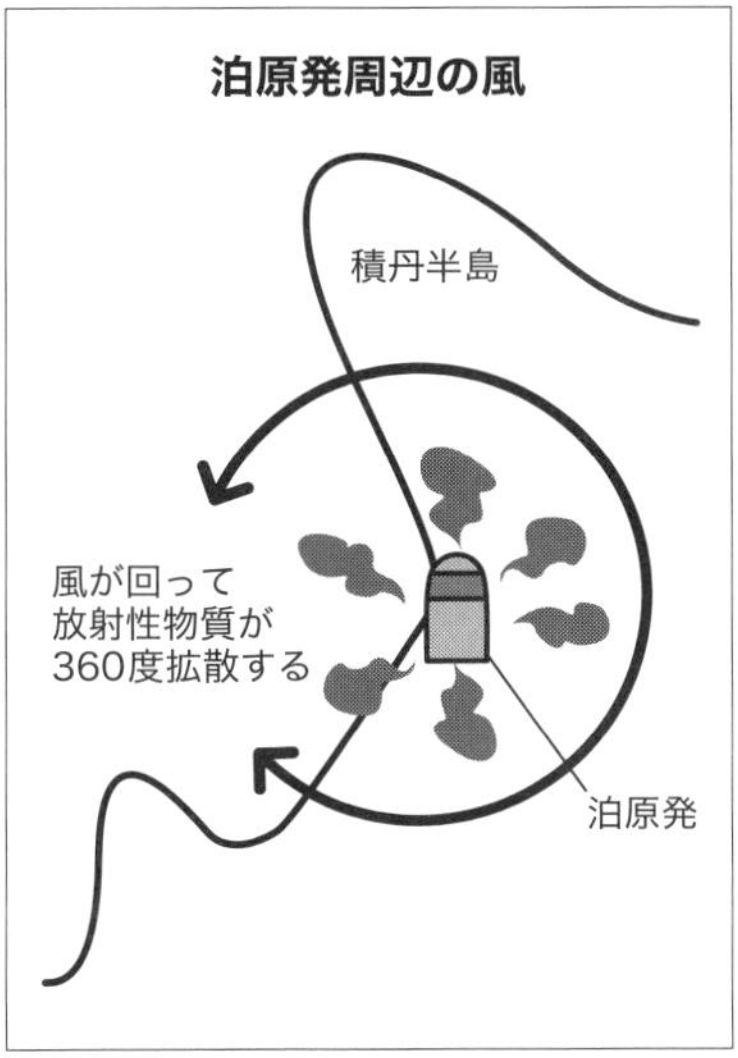


それに反して、泊原発は、原子炉で作られた熱水を利用して水蒸気発生装置の中で蒸気を作ります。これを一次系と言います。そして、蒸気発生装置で作られた水蒸気を使いタービンを回しています。これを二次系と言います。

このように、一次系と二次系に分かれているため、福島第一原発に比べてですが、泊原発内の汚染状況は比較的少ないと考えられています。それで、排気筒の高さ

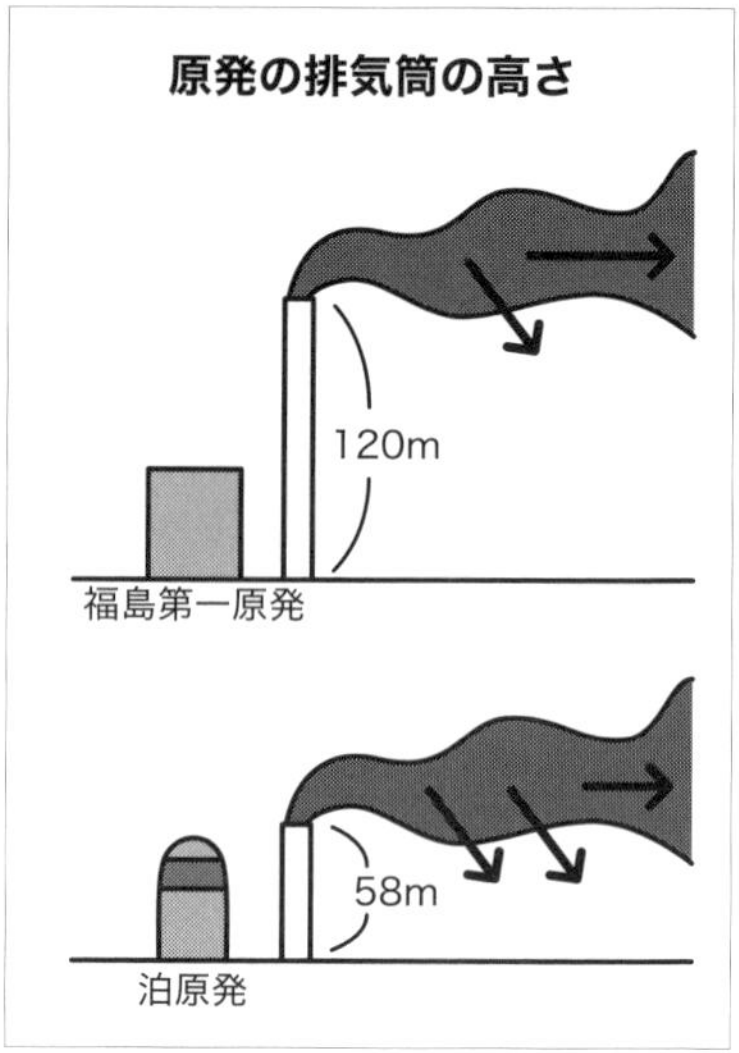

原発の排気筒の高さ

は、1号機と2号機が高さ五八メートル（標高六八メートル）で、3号機が七四メートル（標高八四メートル）と、福島第一原発の約半分になっています。

排気筒が高いと放射性物質の拡散は、（福島第一原発の場合）原発周辺は比較的少なく、離れた所のほうが多いということになります。

排気筒が低いと放射性物質の拡散は、（泊原発の場合）原発周辺は比較的に多くなり、離れた所のほうが少ないということになります。

泊原発は、排気筒が低いということが、泊村、岩内町でがんが多発している原因となります。

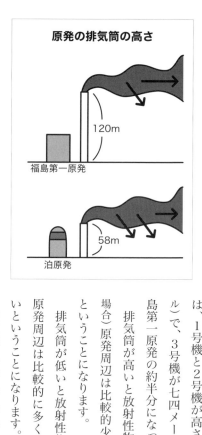

## トリチウムが岩内湾に滞留している

泊原発のある積丹半島の沖合には、北からリマン海流（寒流）が流れ、南から対馬海流（暖流）が流れて来ます。そして、積丹半島に沿って、沿岸流がおおむね北から南へと流れています。その反対の流れもありますが、地元の漁師に聞くと、北から南への流れが多いとのことです。

沿岸流によって、泊原発から放出されたトリチウムは、岩内湾や寿都湾のほうに流れていきます。そして沿岸流は、沖合の海流に比べて海流が弱く、そのためトリチウムは岩内湾や寿都湾に滞留することになります。トリチウムは外海に出づらくなります。このようにトリチウムが滞留することにより、泊村、岩内町、寿都町でがんが多発していることになります。

## 泊村、岩内町では強い「フォールアウト」が起きている

泊原発から放出されたトリチウムは、蒸発してトリチウムガスとなって沿岸に入り込みます。そして、ガスは、酸素と反応してトリチウム水となって泊村、岩内町の地表に降ってきます。まさに、死の灰が降り注ぐ、フォールアウトが強く起きていたのです。このことによって、泊村、岩内町でがんが多発していたことになります。

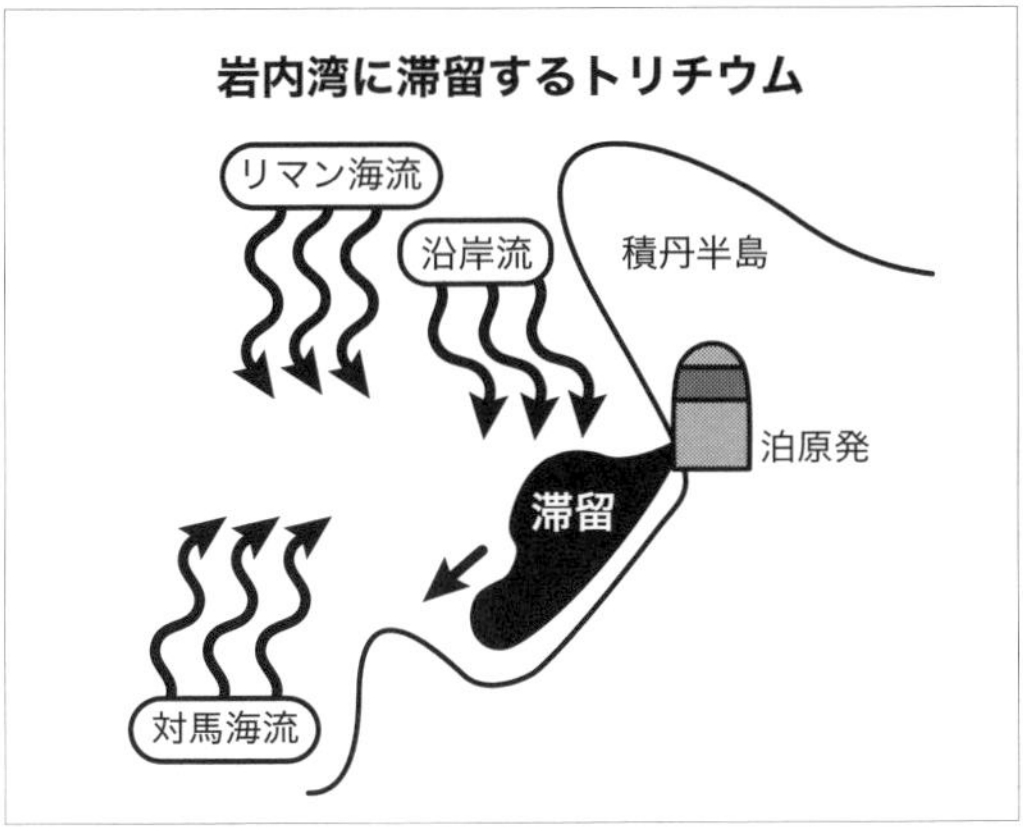


海に捨てられたトリチウムは、循環して地表に舞い戻っています。ちなみに、トリチウム水は、トリチウムガスより人体には一〇倍も危険であることが判明しています。ガスも危険ですがトリチウム水は、体内に入り、タンパク質などと結合して、有機性結合トリチウムという形を取ります。そうすると、生物的半減期が長くなり、その分、長い期間にわたって内部被ばくを引き起こします。

## 高齢化率と〈がん〉の関係

泊村で〈がん〉が多いのは、高齢者が多いからではないかとの摘が以前ありました。そこで「高齢化率」と「悪性新生物」の関係を調べてみました。

・夕張市の高齢化率は、四六パーセント。全道で一番です。悪性新

生物では全道で第三〇位。
・中川町の高齢化率は、三七パーセント。悪性新生物では全道で最下位の一つ手前の第一五一位。
・泊村の高齢化率は、三四パーセント。悪性新性物では全道第一位。
以上の関係から見ても、「高齢化率」と「悪性新生物」の関係はないことがわかります。ちなみに、高齢者は免疫力が低下し〈がん〉にかかりやすいという医学的見解がありますが、それはそれで正しいのでしょうが、統計学的には「歳をとったこと」と「がんになること」は直接関係がないということになります。

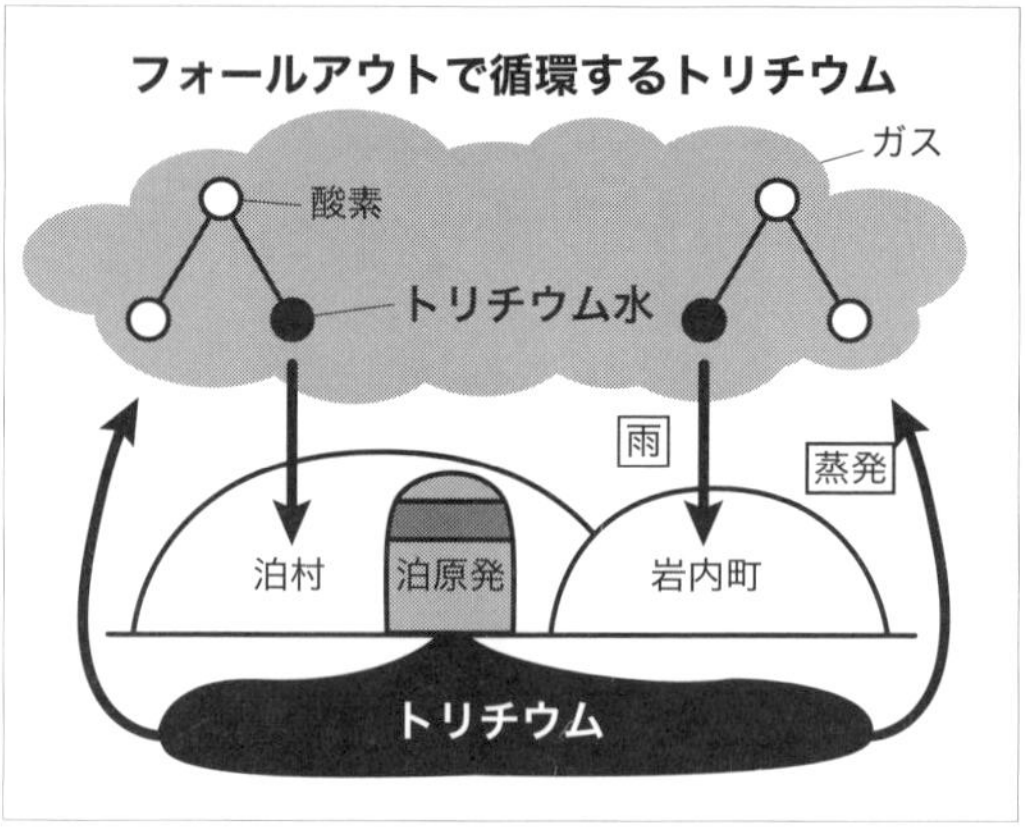


## ホウ酸とトリチウムの関係について

ここでトリチウムとホウ酸についても述べておきます。

ホウ酸の元は、ホウ素でボロン（B）と言います。ホウ素には、質量が違う、一〇ボロン（存在比二〇パーセント）と、一一ボロン（存在比八〇パーセント）があります。

一〇ボロンは中性子を吸収しますが、一一ボロンは、中性子を吸収しません。また、一〇ボロンと中性子の相互作用によってヘリウムとトリチウムができます。

ホウ酸を原子炉の中に入れると、原子炉内の水が酸性となります。そのままでは、蒸気発生器の細管などがサビやすくなります。サビを防ぐために、中和剤として水酸化リチウムを入れます。水酸化リチウムには、質量が違うリチウム７（存在比九二パーセント）とリチウム６（存在比八パーセント）があります。リチウム６は、中性子と反応してトリチウムができます。

## 加圧水型の泊原発でなぜトリチウムが多く発生するのか

泊原発のような加圧水型の原子炉は、基本的は原子力潜水艦と同じで、コンパクトにできています。そのため、制御棒をたくさん設置することはできません。泊原発は沸騰水型の福島第一原発のように制御棒だけでは出力をコントロールできない原発なのです。ですから通常運転ではホウ酸を使って中性子の数をコントロールしています。しかしホウ酸を使えば水が酸化するため、その酸化を防ぐのにリチウムで中和することになります。しかし、このホウ酸とリチウムの二つからはトリチウムが発生するのです。

泊原発のホウ酸の濃度は、新核燃料を入れた時で、約一一〇〇ｐｐｍ程度で、リチウムは約二ｐｐｍとなっています。ｐｐｍというのは一〇〇万分の一という単位です。

トリチウムを発生させるリチウム６だけでは、約〇・一六ｐｐｍ程度となります。

リチウム６で発生するトリチウムは、ホウ酸に比べたら少ないです。しかし、何十年という長期間ということから言えば「ちりも積もれば山となる」ように多くのトリチウムを発生させていることになります。

### まとめ

・ウラン２３５を核分裂させると、新たに火種の中性子が一個か二個発生します。
・発生する中性子の数が「一個か二個」ということは、いかに核分裂そのものが不安定であるかを物語っています。
・泊原発では、もともと不安定な核分裂を、ホウ酸を大量に使い無理やりコントロールしていることになります。その結果、トリチウムが大量に発生していることになります。やはり、トリチウムの大量発生は、核分裂の不安定さからきていることになります。核分裂を止めることが求められます。

・「被ばく」には、「外部被ばく」と、「内部被ばく」がありますが、さらに「複合的被ばく」ということも考えなければなりません。

・原発で事故が起きた場合、様々な放射性物質が飛び出してきます。

・ヨウ素131は甲状腺に集まり、セシウムは筋肉に集まると言われていますが、事故の時は様々な放射性物質を同時に吸い込んでしまいます。

・様々な放射性物質を吸い込んだ時、人体は総合的な影響を受けることになります。

・例えば、セシウムは血流を悪くします。血流が悪化してきた最中、ヨウ素131も吸い込むことになります。福島第一原発事故の際、セシウムとヨウ素131の複合的影響によって、子どもの「甲状腺がん」が増えたのではないかと私は考えています。実際の甲状腺の検査においても甲状腺の血流を重視して調べています。

## 【付記】札幌市と乳がんと雨量の関係について

最後に、前にも触れた札幌市の〈乳がん死〉の多さを〈雨量〉との関係から見ておきたいと思います。札幌市の一〇区の乳がん死の死亡比を二〇〇三-二〇一二年で調べてみました。

乳がん死の全道平均は一〇五ポイントです。札幌市全体は一一八ポイントなので全道第三一位となり、札幌は〈乳がん死〉が多いまちだと言えます。

雨量のデータは、「手稲区」と「中央区」が〈アメダス〉のデータ、「南区」「清田区」「厚別区」が北海道開発局の河川管理のデータを用いています。

〈札幌市内での順位と全道の順位、年間平均雨量〉

・「中央区」一三二ポイント、全道第一七位、一二〇〇ミリ（二〇〇五－二〇一五の平均）。「雨が多い」と言えます。雨量の観測場所は「中央区北二条西一九丁目」（観測起点）。

・「東区」一二五ポイント、全道二二位、雨量データなし。

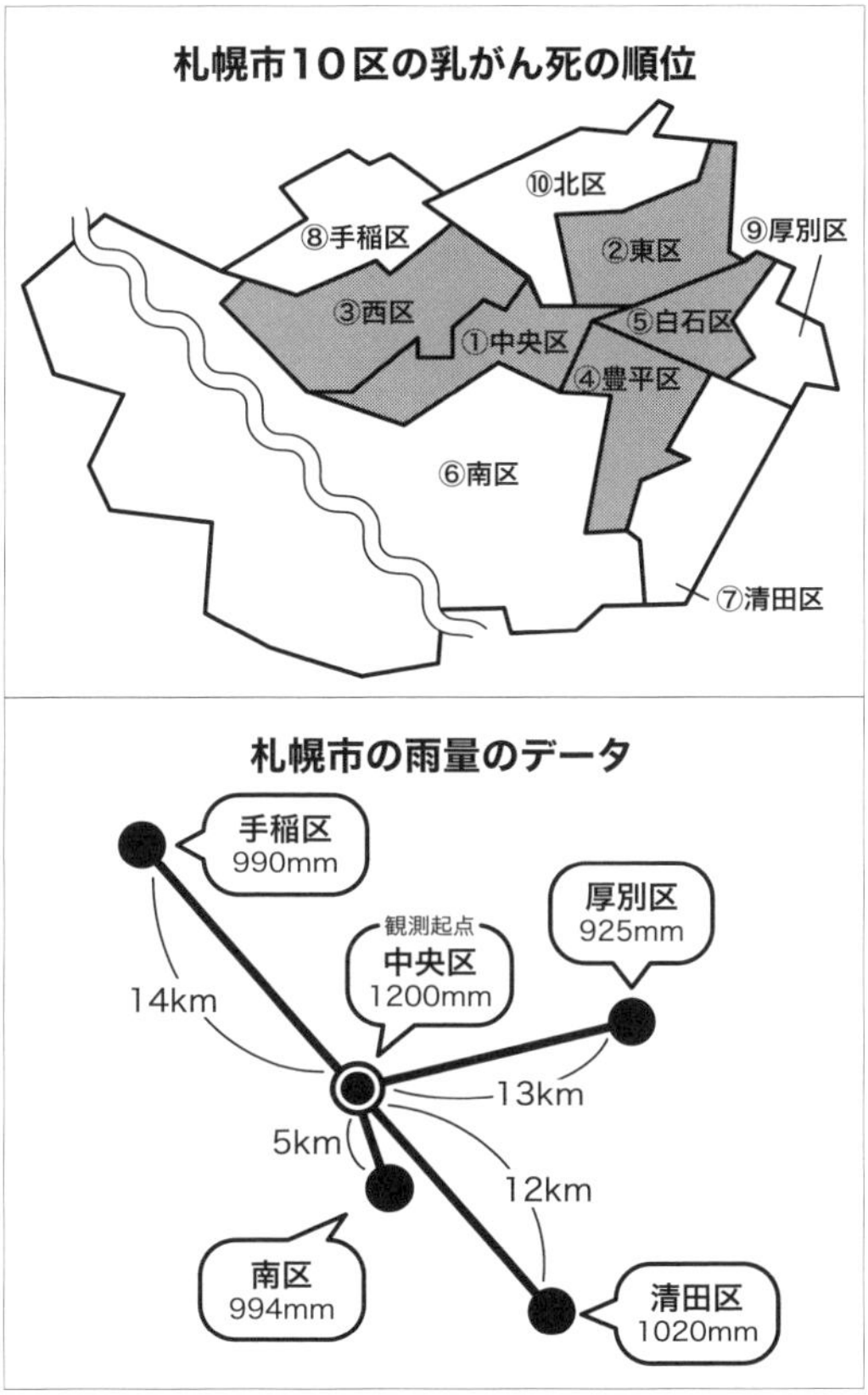


・「西区」一二四ポイント、全道二三位、雨量データなし。

・「豊平区」一二三ポイント、全道二五位、雨量データなし。

・「白石区」一二一ポイント、全道二八位、雨量データなし。

・「南区」一一三ポイント、全道四〇位、九九四ミリ（一九九五－二〇一〇）。雨量の観測場所は南区南三二条西八丁目（観測起点から南に五キロ）。

・「清田区」一一二ポイント、全道四一位、一〇二〇ミリ（二〇〇五－二〇一三）。雨量の観測場所は清田区神栄（観測起点から南東へ一二キロ）。

・「手稲区」一一一ポイント、全道四三位、九九〇ミリ（二〇〇五－二〇一五）。雨量の観測場所。手稲山口。観測起点から北西に一四キロ。

・「厚別区」一〇七ポイント、全道五〇位、九二五ミリ。雨量の観測場所は江別市元野幌（厚別区から少し離れている。観測起点から西へ一三キロ）。

・「北区」一〇五ポイント、全道五四位、雨量データなし。

乳がん死は、雨量が多い「中央区」が最も多く、雨量が「中央区」より少ない四地点では明らかに少なくなっています。「中央区」で〈乳がん死〉が多いのは、雨が一つの原因と考えられます。

[巻末資料]

# 死亡比(SMR)から見た
# 北海道における主要死因の
# 〈悪性新生物〉
# 市町村別ランキング

〔『北海道における主要死因の概要8』(2003-2012)より〕

北海道の各市町村のSMR

| 道内順位 | 市町村名 | SMR |
|---|---|---|
| 1 | 泊村 | 152.7 |
| 2 | 岩内町 | 134.6 |
| 3 | 福島町 | 131.7 |
| 4 | 島牧村 | 128.8 |
| 5 | 松前町 | 126.4 |
| 6 | 仁木町 | 126.1 |
| 7 | 奥尻町 | 124.8 |
| 8 | 歌志内市 | 122.6 |
| 9 | 赤平市 | 121.8 |
| 10 | 礼文町 | 121.6 |
| 11 | 上川町 | 119.9 |
| 12 | 興部町 | 119.7 |
| 12 | 赤井川村 | 119.7 |
| 13 | 西興部村 | 119.5 |
| 14 | 上ノ国町 | 119.1 |
| 15 | 白糠町 | 118.6 |
| 16 | 紋別市 | 118.4 |
| 17 | 稚内市 | 118.0 |

| 道内順位 | 市町村名 | SMR |
|---|---|---|
| 17 | 釧路町 | 118.0 |
| 18 | 釧路市 | 117.9 |
| 19 | 雄武町 | 117.7 |
| 20 | 北斗市 | 117.6 |
| 21 | 森町 | 117.1 |
| 22 | 根室市 | 116.6 |
| 23 | 木古内町 | 116.4 |
| 24 | 利尻町 | 116.2 |
| 25 | 古平町 | 116.0 |
| 26 | 寿都町 | 115.9 |
| 27 | 函館市 | 115.6 |
| 28 | 小樽市 | 115.4 |
| 29 | 厚岸町 | 115.3 |
| 30 | 夕張市 | 115.2 |
| 31 | 積丹町 | 114.5 |
| 31 | 羅臼町 | 114.5 |
| 32 | 平取町 | 113.8 |
| 33 | 室蘭市 | 113.6 |
| 34 | 江差町 | 112.9 |
| 34 | 登別市 | 112.9 |
| 34 | 上砂川町 | 112.9 |
| 35 | 由仁町 | 112.8 |
| 36 | 白老町 | 111.9 |
| 36 | 余市町 | 111.9 |
| 37 | 厚沢部町 | 111.5 |
| 38 | えりも町 | 111.4 |
| 39 | 鷹栖町 | 111.3 |
| 40 | 三笠市 | 111.2 |
| 41 | 様似町 | 110.9 |

| 道内順位 | 市町村名 | SMR |
|---|---|---|
| 42 | 七飯町 | 110.7 |
| 43 | 留萌市 | 110.3 |
| 44 | 利尻富士町 | 109.5 |
| 45 | 訓子府町 | 109.3 |
| 46 | 長万部町 | 109.0 |
| 47 | 浦河町 | 108.9 |
| 48 | 小平町 | 108.6 |
| 49 | 新得町 | 108.4 |
| 50 | 斜里町 | 108.0 |
| 51 | 弟子屈町 | 107.7 |
| 51 | 知内町 | 107.7 |
| 51 | 苫小牧市 | 107.7 |
| 52 | 豊富町 | 107.5 |
| 52 | 乙部町 | 107.5 |
| 52 | 倶知安町 | 107.5 |
| 53 | 新冠町 | 107.3 |
| 54 | 幌延町 | 107.1 |
| 55 | 共和町 | 106.8 |
| 56 | 滝川市 | 106.5 |
| 57 | 札幌市 | 106.2 |
| 58 | 網走市 | 106.1 |
| 59 | 増毛町 | 106.0 |
| 60 | 当別町 | 105.9 |
| 61 | 旭川市 | 105.8 |
| 62 | 別海町 | 105.7 |
| 63 | 池田町 | 105.6 |
| 64 | 千歳市 | 105.5 |
| 65 | 砂川市 | 105.3 |
| 65 | 帯広市 | 105.3 |

| 道内順位 | 市町村名 | SMR |
|---|---|---|
| 66 | 苫前町 | 105.2 |
| 66 | 湧別町 | 105.2 |
| 67 | 津別町 | 105.1 |
| 68 | 奈井江町 | 104.9 |
| 69 | 石狩市 | 104.8 |
| 69 | 鹿部町 | 104.8 |
| 70 | 妹背牛町 | 104.4 |
| 71 | 猿払村 | 104.3 |
| 72 | 北竜町 | 104.2 |
| 73 | 本別町 | 104.0 |
| 73 | 浦幌町 | 104.0 |
| 74 | 中札内村 | 103.7 |
| 75 | 八雲町 | 103.5 |
| 75 | 枝幸町 | 103.5 |
| 76 | 天塩町 | 103.4 |
| 77 | 岩見沢市 | 103.3 |
| 78 | 豊浦町 | 102.9 |
| 79 | 佐呂間町 | 102.6 |
| 80 | 伊達市 | 102.5 |
| 81 | 美唄市 | 102.4 |
| 82 | 江別市 | 102.3 |
| 82 | 浜中町 | 102.3 |
| 83 | 遠軽町 | 101.6 |
| 84 | 芦別市 | 101.2 |
| 84 | 広尾町 | 101.2 |
| 85 | 美幌町 | 100.5 |
| 85 | 鹿追町 | 100.5 |
| 86 | 和寒町 | 100.3 |
| 87 | 中富良野町 | 100.0 |

| 道内順位 | 市町村名 | SMR |
|---|---|---|
| 88 | 富良野市 | 99.7 |
| 89 | 北見市 | 99.6 |
| 90 | 滝上町 | 99.5 |
| 91 | 標茶町 | 99.4 |
| 92 | 羽幌町 | 99.1 |
| 93 | 日高町 | 98.7 |
| 93 | 陸別町 | 98.7 |
| 93 | 標津町 | 98.7 |
| 94 | せたな町 | 98.6 |
| 94 | 厚真町 | 98.6 |
| 95 | 小清水町 | 98.4 |
| 96 | 士幌町 | 98.1 |
| 97 | 浦臼町 | 97.8 |
| 98 | 芽室町 | 97.7 |
| 99 | 美瑛町 | 97.5 |
| 100 | 新ひだか町 | 97.1 |
| 101 | 士別市 | 96.9 |
| 102 | 比布町 | 96.8 |
| 103 | 新篠津村 | 96.3 |
| 104 | 幌加内町 | 96.2 |
| 105 | 蘭越町 | 95.9 |
| 106 | 大樹町 | 95.8 |
| 107 | 北広島市 | 95.7 |
| 107 | 名寄市 | 95.7 |
| 107 | 上富良野町 | 95.7 |
| 108 | 足寄町 | 95.4 |
| 109 | 遠別町 | 95.3 |
| 110 | 栗山町 | 95.2 |
| 110 | 中標津町 | 95.2 |

| 道内順位 | 市町村名 | SMR |
|---|---|---|
| 111 | 占冠村 | 95.1 |
| 111 | 音更町 | 95.1 |
| 112 | 東川町 | 94.9 |
| 113 | 安平町 | 94.8 |
| 114 | むかわ町 | 94.7 |
| 115 | 幕別町 | 94.5 |
| 116 | 南幌町 | 94.4 |
| 117 | 新十津川町 | 94.3 |
| 118 | 真狩村 | 94.2 |
| 119 | 雨竜町 | 94.0 |
| 120 | 下川町 | 93.2 |
| 121 | 深川市 | 92.9 |
| 122 | 恵庭市 | 92.8 |
| 123 | 愛別町 | 92.6 |
| 124 | 京極町 | 92.4 |
| 125 | 当麻町 | 92.2 |
| 126 | 東神楽町 | 91.6 |
| 127 | 中頓別町 | 91.5 |
| 128 | 神恵内村 | 91.3 |
| 129 | 豊頃町 | 91.1 |
| 129 | 初山別村 | 91.1 |
| 130 | 留寿都村 | 90.9 |
| 131 | 清水町 | 90.1 |
| 132 | ニセコ町 | 89.4 |
| 133 | 洞爺湖町 | 88.4 |
| 134 | 秩父別町 | 87.7 |
| 135 | 上士幌町 | 87.5 |
| 136 | 大空町 | 87.2 |
| 137 | 長沼町 | 86.8 |

| 道内順位 | 市町村名 | SMR |
|---|---|---|
| 138 | 喜茂別町 | 86.6 |
| 139 | 沼田町 | 86.1 |
| 140 | 浜頓別町 | 85.3 |
| 141 | 清里町 | 84.9 |
| 142 | 今金町 | 84.5 |
| 142 | 南富良野町 | 84.5 |
| 143 | 更別村 | 82.8 |
| 144 | 置戸町 | 81.6 |
| 145 | 剣淵町 | 81.2 |
| 146 | 月形町 | 80.6 |
| 147 | 黒松内町 | 79.5 |
| 148 | 鶴居村 | 79.2 |
| 149 | 美深町 | 78.7 |
| 150 | 音威子府村 | 76.9 |
| 151 | 中川町 | 71.2 |
| 152 | 壮瞥町 | 67.9 |

## 札幌市の各区のSMR

| 市内順位 | 道内順位 | 区名 | SMR |
|---|---|---|---|
| 1 | 30 | 白石区 | 115.2 |
| 2 | 42 | 中央区 | 110.7 |
| 3 | 48 | 東区 | 108.6 |
| 4 | 50 | 北区 | 108.0 |
| 5 | 57 | 豊平区 | 106.2 |
| 6 | 65 | 西区 | 105.4 |
| 7 | 84 | 厚別区 | 101.2 |
| 8 | 85 | 南区 | 100.7 |
| 9 | 85 | 手稲区 | 100.6 |
| 10 | 100 | 清田区 | 97.1 |

[巻末資料]

# 死亡比(SMR)から見た 北海道における主要死因の 〈乳がん〉 市町村別ランキング

〔『北海道における主要死因の概要８』(2003-2012) より〕

## 北海道の各市町村のSMR

| 道内順位 | 市町村名 | SMR |
|---|---|---|
| 1 | 赤井川村 | 403.1 |
| 2 | 仁木町 | 245.9 |
| 3 | 古平町 | 197.2 |
| 4 | 利尻富士町 | 194.4 |
| 5 | 中川町 | 176.5 |
| 6 | 奥尻町 | 163.7 |
| 7 | 上川町 | 160.6 |
| 8 | 奈井江町 | 154.3 |
| 9 | 利尻町 | 154.2 |
| 10 | 白老町 | 147.9 |
| 11 | 北竜町 | 144.6 |
| 12 | 長万部町 | 142.8 |
| 13 | 新十津川町 | 138.4 |
| 14 | 網走市 | 133.3 |
| 15 | 名寄市 | 132.4 |
| 16 | 小平町 | 132.3 |
| 17 | 島牧村 | 129.9 |
| 18 | 由仁町 | 128.1 |

| 道内順位 | 市町村名 | SMR |
|---|---|---|
| 19 | 月形町 | 126.8 |
| 20 | 羅臼町 | 126.6 |
| 21 | 雄武町 | 125.6 |
| 22 | 遠軽町 | 125.3 |
| 23 | 紋別市 | 123.6 |
| 24 | 新得町 | 123.4 |
| 24 | 余市町 | 123.4 |
| 25 | 千歳市 | 122.4 |
| 26 | 鷹栖町 | 122.3 |
| 27 | 釧路市 | 121.1 |
| 28 | 共和町 | 121.0 |
| 29 | 足寄町 | 120.6 |
| 30 | 浜中町 | 119.7 |
| 31 | 札幌市 | 117.9 |
| 31 | 七飯町 | 117.9 |
| 32 | 音更町 | 117.2 |
| 33 | 留萌市 | 115.9 |
| 33 | 士幌町 | 115.9 |
| 34 | 愛別町 | 115.6 |
| 35 | 釧路町 | 114.9 |
| 35 | 増毛町 | 114.9 |
| 36 | 平取町 | 114.8 |
| 37 | 上ノ国町 | 114.7 |
| 38 | 登別市 | 114.3 |
| 39 | 小樽市 | 113.5 |
| 40 | 神恵内村 | 113.0 |
| 41 | 旭川市 | 110.9 |
| 42 | 函館市 | 110.7 |
| 43 | 厚真町 | 110.3 |

| 道内順位 | 市町村名 | SMR |
|---|---|---|
| 44 | 当別町 | 110.2 |
| 45 | 鹿追町 | 108.7 |
| 46 | 中札内村 | 108.6 |
| 47 | 滝川市 | 108.5 |
| 48 | むかわ町 | 108.1 |
| 48 | 和寒町 | 108.1 |
| 49 | 清水町 | 107.9 |
| 50 | 歌志内市 | 106.9 |
| 51 | 美幌町 | 106.7 |
| 52 | 東神楽町 | 106.4 |
| 53 | 江別市 | 105.5 |
| 54 | 浦幌町 | 105.1 |
| 55 | 新篠津村 | 104.7 |
| 56 | 弟子屈町 | 102.6 |
| 57 | 深川市 | 102.0 |
| 58 | 帯広市 | 101.8 |
| 59 | 岩見沢市 | 101.5 |
| 60 | 中標津町 | 101.4 |
| 61 | 石狩市 | 101.1 |
| 61 | 新冠町 | 101.1 |
| 62 | 恵庭市 | 100.9 |
| 63 | 斜里町 | 97.7 |
| 64 | 木古内町 | 97.6 |
| 65 | 天塩町 | 96.6 |
| 65 | 北見市 | 96.6 |
| 66 | 苫小牧市 | 95.6 |
| 67 | 根室市 | 94.6 |
| 68 | 北斗市 | 94.4 |
| 69 | 清里町 | 94.2 |

| 道内順位 | 市町村名 | SMR |
|---|---|---|
| 70 | 森町 | 94.1 |
| 71 | 室蘭市 | 94.0 |
| 72 | 伊達市 | 93.9 |
| 73 | 富良野市 | 93.4 |
| 74 | 松前町 | 93.2 |
| 75 | 砂川市 | 92.9 |
| 76 | 稚内市 | 92.8 |
| 77 | 三笠市 | 92.5 |
| 77 | 白糠町 | 92.5 |
| 78 | 厚沢部町 | 92.2 |
| 79 | 士別市 | 89.4 |
| 80 | 標津町 | 89.3 |
| 81 | 妹背牛町 | 88.6 |
| 82 | 夕張市 | 87.6 |
| 83 | 池田町 | 86.7 |
| 84 | 洞爺湖町 | 86.2 |
| 84 | ニセコ町 | 86.2 |
| 85 | 赤平市 | 85.9 |
| 86 | 八雲町 | 84.9 |
| 87 | 岩内町 | 84.4 |
| 88 | 下川町 | 83.9 |
| 89 | 鹿部町 | 83.3 |
| 89 | 今金町 | 83.3 |
| 90 | 様似町 | 83.1 |
| 90 | 栗山町 | 83.1 |
| 91 | 占冠村 | 83.0 |
| 92 | 枝幸町 | 80.2 |
| 93 | 美唄市 | 79.9 |
| 94 | 標茶町 | 78.2 |

| 道内順位 | 市町村名 | SMR |
|---|---|---|
| 95 | 厚岸町 | 77.8 |
| 96 | 浦河町 | 77.1 |
| 97 | 幌延町 | 76.5 |
| 98 | 猿払村 | 75.0 |
| 99 | 豊頃町 | 74.1 |
| 100 | 福島町 | 73.6 |
| 101 | 鶴居村 | 72.3 |
| 101 | 喜茂別町 | 72.3 |
| 102 | 新ひだか町 | 71.9 |
| 103 | せたな町 | 71.5 |
| 104 | 長沼町 | 70.6 |
| 105 | 当麻町 | 70.0 |
| 106 | 広尾町 | 68.9 |
| 107 | 置戸町 | 68.7 |
| 108 | 中富良野町 | 68.3 |
| 109 | 幕別町 | 67.8 |
| 110 | 北広島市 | 67.6 |
| 110 | 上砂川町 | 67.6 |
| 111 | 美深町 | 67.3 |
| 112 | 江差町 | 66.2 |
| 113 | 興部町 | 66.1 |
| 114 | 訓子府町 | 64.4 |
| 115 | 小清水町 | 64.1 |
| 116 | 芽室町 | 64.0 |
| 117 | 日高町 | 63.0 |
| 118 | 湧別町 | 60.6 |
| 118 | 本別町 | 60.6 |
| 119 | 羽幌町 | 59.9 |
| 120 | 和寒町 | 58.2 |

| 道内順位 | 市町村名 | SMR |
|---|---|---|
| 121 | 芦別市 | 57.7 |
| 122 | 倶知安町 | 57.6 |
| 123 | 佐呂間町 | 57.4 |
| 123 | 積丹町 | 57.4 |
| 124 | 礼文町 | 56.7 |
| 125 | 別海町 | 56.1 |
| 126 | えりも町 | 55.6 |
| 127 | 雨竜町 | 54.8 |
| 128 | 遠別町 | 54.7 |
| 129 | 安平町 | 53.7 |
| 130 | 留寿都村 | 52.7 |
| 131 | 知内町 | 52.2 |
| 132 | 黒松内町 | 51.9 |
| 133 | 滝上町 | 49.8 |
| 134 | 蘭越町 | 47.8 |
| 135 | 美瑛町 | 47.2 |
| 136 | 剣淵町 | 47.0 |
| 137 | 寿都町 | 46.9 |
| 138 | 大空町 | 46.2 |
| 139 | 壮瞥町 | 45.4 |
| 140 | 沼田町 | 44.2 |
| 141 | 苫前町 | 43.9 |
| 142 | 浜頓別町 | 42.4 |
| 143 | 真狩村 | 40.9 |
| 144 | 乙部町 | 36.9 |
| 145 | 上富良野町 | 36.7 |
| 146 | 浦臼町 | 35.5 |
| 147 | 豊浦町 | 35.3 |
| 148 | 南富良野町 | 34.6 |

| 道内順位 | 市町村名 | SMR |
|---|---|---|
| 149 | 更別村 | 31.3 |
| 150 | 陸別町 | 31.1 |
| 151 | 大樹町 | 29.7 |
| 152 | 津別町 | 27.3 |
| 153 | 東川町 | 24.8 |
| 154 | 南幌町 | 23.3 |
| 155 | 豊富町 | 21.0 |
| 156 | 比布町 | 20.6 |
| 157 | 上士幌町 | 17.5 |
| 158 | 京極町 | 0.0 |
| 158 | 泊村 | 0.0 |
| 158 | 秩父別町 | 0.0 |
| 158 | 幌加内町 | 0.0 |
| 158 | 音威子府村 | 0.0 |
| 158 | 初山別村 | 0.0 |
| 158 | 中頓別町 | 0.0 |
| 158 | 西興部村 | 0.0 |

**札幌市の各区のSMR**

| 市内順位 | 道内順位 | 区 | SMR |
|---|---|---|---|
| 1 | 17 | 中央区 | 132.1 |
| 2 | 22 | 東区 | 124.9 |
| 3 | 22 | 西区 | 123.7 |
| 4 | 25 | 豊平区 | 122.8 |
| 5 | 28 | 白石区 | 120.7 |
| 6 | 40 | 南区 | 113.0 |
| 7 | 41 | 清田区 | 112.2 |
| 8 | 43 | 手稲区 | 110.6 |
| 9 | 50 | 厚別区 | 107.2 |
| 10 | 54 | 北区 | 105.4 |

**斉藤武一**（さいとう・たけいち）
1953年、北海道岩内町生まれ。
岩内町職員（保育士）を経て現在岩内町で学習塾を経営。
市民団体「岩内原発問題研究会」代表。「泊原発の廃炉を求める訴訟」原告団長。
「原子炉メーカーを糾弾する会」副代表。
泊原発から出る温排水の影響を調べるため1978年、
25歳のときから岩内港の防波堤で水温観測を開始し、2016年現在も継続中。
泊村の泊原発から海を挟んで6キロほどの距離にある
地元岩内町で原発に反対し続ける。
著書に、『【原発紙芝居】子どもたちの未来のために
—とても悲しいけれど空から灰がふってくる』（寿郎社、2013年）、
『海の声を聞く—原子力発電所温排水の観測25年』（七つ森書館、2003年）、
『木田金次郎　山ハ空ヘモレアガル』（北海道新聞社、2007年）、
『理想の保育園—障がい児は神様』（文芸社、2009年）がある。

泊原発《とまりげんぱつ》とがん　寿郎社ブックレット1

発　行　2016年10月11日初版第1刷
著　者　斉藤武一
発行者　土肥寿郎
発行所　有限会社 寿郎社
〒060-0807 札幌市北区北7条西2丁目37山京ビル
電話 011-708-8565　FAX 011-708-8566
e-mail doi@jurousha.com　URL http://www.jurousha.com

印刷・製本　モリモト印刷株式会社

落丁・乱丁はお取り換えいたします　ISBN 978-4-902269-87-1 C0036